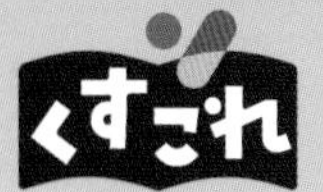

秒でひけて
アにつながる

脳神経外科ナースのための薬これだけ

編 津本智幸
昭和大学藤が丘病院脳神経外科 准教授

MC メディカ出版

はじめに

このたびは、本書を手に取っていただきありがとうございます。本書は「脳神経外科ナースのための薬これだけ」と題しているように、脳神経疾患を受け持っているナースの皆様のために、脳血管障害、脳腫瘍、変性疾患で使用する機会の多い薬から、合併症として多い糖尿病、脂質異常症などの薬までを取り上げ、これだけは知っておきたいポイントをわかりやすく解説しています。

本書の特徴は、持ち運びやすいポケットサイズです。ポケットに収納でき、すぐに処方内容や、注意点などを調べることができます。日常業務中に病棟内でスマホを使用することははばかられますので、本書は病棟内でも大いに活躍できるものと期待しています。

各薬剤には、一般名だけでなく、代表的な商品名を記載していますので、似通った名前の薬剤でも確実に検索できます。また、「くすこれ 3 ポイント」「Nurse's Check」として、必ず押さえておいてほしいポイントを見やすく表示しています。時間がないときは、まずこの項目を読んでみていただくのも良いでしょう。各薬剤はそれぞれ専門の先生方に執筆をお願いしましたので、投与方法の工夫、観察点など、日常業務でのちょっとした役立つ情報も多く記載されております。また、薬剤の添付文書が QR コード®にリンクされていますので、より深く検索することも可能です。

本書が、日々の忙しい業務でお役に立てるツールとなることを願います。ぜひ「脳神経外科ナースのための薬これだけ」をご活用ください。

2021 年 3 月

津本 智幸

本書の特長と使い方

- 1部の疾患別の薬では、①〜⑦の項目を掲載しました。

①**薬剤名**：一般名と代表的な商品名（後発品含む）

②**投薬方法**：投薬方法を7種類のアイコンで示しました。

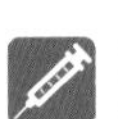
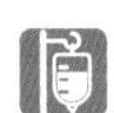
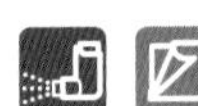

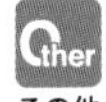

内服　注射　点滴　吸入　貼付　塗布　その他

③**QRコード®**：主な薬剤の添付文書が読み取れます。

④**薬の詳細**：「作用時間」「適応」「禁忌」「薬価」など、薬剤についての必携知識を解説しました。

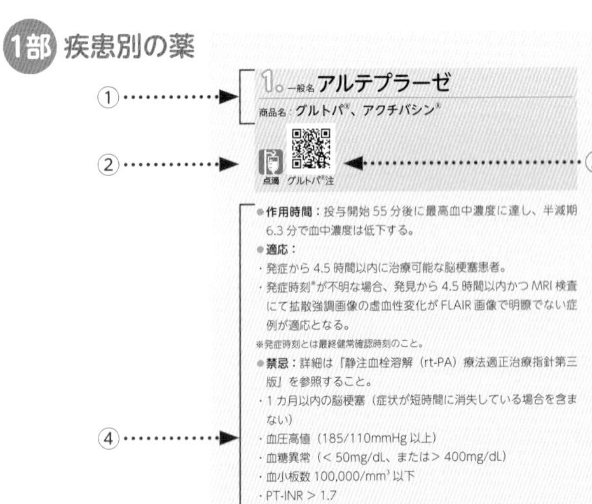

⑤**投与管理のポイント**：「投与管理」「観察・アセスメント」「患者支援・ケア」などのポイントを解説しました。

⑥**くすこれ3ポイント！**：とくに重要な「看護のポイント」を3つにまとめました。

⑦**Topics**：押さえておきたい情報をトピックスにまとめました。

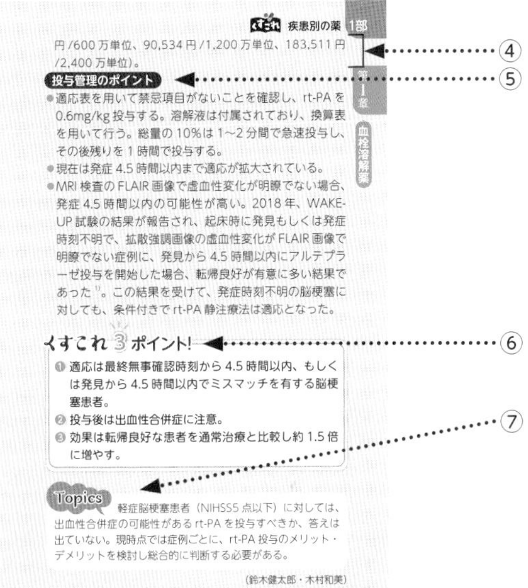
くすこれ 疾患別の薬 1部

円/600万単位、90,534円/1,200万単位、183,511円/2,400万単位）。

第1章 血栓溶解薬

投与管理のポイント

- 適応表を用いて禁忌項目がないことを確認し、rt-PAを0.6mg/kg投与する。溶解液は付属されており、換算表を用いて行う。総量の10%は1～2分間で急速投与し、その後残りを1時間で投与する。
- 現在は発症4.5時間以内まで適応が拡大されている。
- MRI検査のFLAIR画像で虚血性変化が明瞭でない場合、発症4.5時間以内の可能性が高い。2018年、WAKE-UP試験の結果が報告され、起床時に発見もしくは発症時刻不明で、拡散強調画像の虚血性変化がFLAIR画像で明瞭でない症例に、発見から4.5時間以内にアルテプラーゼ投与を開始した場合、転帰良好が有意に多い結果であった[1]。この結果を受けて、発症時刻不明の脳梗塞に対しても、条件付きでrt-PA静注療法は適応となった。

くすこれ3ポイント！

❶ 適応は最終無事確認時刻から4.5時間以内、もしくは発見から4.5時間以内でミスマッチを有する脳梗塞患者。
❷ 投与後は出血性合併症に注意。
❸ 効果は転帰良好な患者を通常治療と比較し約1.5倍に増やす。

Topics 軽症脳梗塞患者（NIHSS5点以下）に対しては、出血性合併症の可能性があるrt-PAを投与すべきか、答えは出ていない。現時点では症例ごとに、rt-PA投与のメリット・デメリットを検討し総合的に判断する必要がある。

（鈴木健太郎・木村和美）

2部 関連薬剤
3部 検査の薬

- 2部・3部では、「薬剤名」「投薬方法」「くすりの詳細」「Nurse's Check！」を掲載しました。

91. 一般名 グリメピリド

商品名：アマリール®、グリメピリド

- **分類**：スルホニル尿素（以下、SU）薬（インスリン分泌促進薬）。
- **用法・用量**：1日0.5～1mgから開始し、1～2回朝または朝夕、食前または食後に経口投与。維持量は1日1～4mg。
- **重要な副作用**：遷延性低血糖。

Nurse's Check!

❶ 膵臓のβ細胞を刺激し、インスリン分泌を促進するため、内服薬のなかではもっとも強力な糖尿病治療薬の1つ。そのため、副作用である低血糖や体重増加をきたしやすい。
❷ 腎機能・肝機能が低下した患者、高齢者、食欲が不安定な患者では、遷延性低血糖を起こすリスクが高く、注意が必要である[1]。
❸ 絶食時には必ず休薬する。食事を摂取せずに内服した場合は重篤な低血糖を起こす可能性がある。

脳神経外科ナース くすこれ のための薬これだけ

contents

第11章 脳腫瘍治療薬

第12章 抗てんかん薬

第13章 抗認知症薬

第14章 パーキンソン病治療薬

第2章 脂質異常症治療薬

第3章 抗精神病薬

第4章 片頭痛治療薬

編集・執筆者一覧

●編　集

津本 智幸　昭和大学藤が丘病院脳神経外科准教授

●執　筆

鈴木 健太郎　日本医科大学脳神経内科
1部…第1章　第2章

木村 和美　日本医科大学脳神経内科主任教授
1部…第1章　第2章

長尾 洋一郎　熊本赤十字病院脳神経内科　1部…第3章

今村 裕佑　九州医療センター脳血管・神経内科
1部…第4章

村谷 陽平　九州医療センター脳血管・神経内科
1部…第5章

矢坂 正弘　九州医療センター脳血管・神経内科科長
1部…第4章　第5章

田中 優子　産業医科大学脳卒中血管内科
1部…第6章　第18章

宮﨑 雄一　湘南鎌倉総合病院脳卒中診療科部長
1部…第7章　第8章

山本 司郎　国立病院機構大阪医療センター
脳卒中内科医長　1部…第9章　第10章

山上 宏　国立病院機構大阪医療センター
脳卒中内科科長　1部…第9章　第10章

小林 裕介　昭和大学医学部脳神経外科学講座助教
1部…第11章

神辺 大輔　日本赤十字社和歌山医療センター
脳神経内科副部長　1部…第12章

山下 博史　日本赤十字社和歌山医療センター
脳神経内科部長　1部…第12章

大沢 愛子　国立長寿医療研究センターリハビリテーション
科医長　1部…第13章

溝神 文博　国立長寿医療研究センター薬剤部
1部…第13章

前島 伸一郎　金城大学学長　1部…第13章

西林 宏起　和歌山県立医科大学脳神経外科准教授
1部…第14章

猪奥 徹也　京都第一赤十字病院脳神経・脳卒中科
1部…第15章

奈良部 修弘　TMGあさか医療センター薬剤部
1部…第16章　第17章

新井 貴人　TMGあさか医療センター薬剤部
1部…第16章　第17章

江川 悟史　TMGあさか医療センター神経集中治療部部長/
集中治療部部長/脳神経外科、脳卒中てんかん
センター　1部…第16章　第17章

小森田 祐二　九州大学大学院医学研究院病態機能内科学
（第二内科）特任助教　2部…第1章

大隈 俊明　九州大学大学院医学研究院病態機能内科学（第二内科）助教　2部…第1章

鹿毛 淳史　八戸市立市民病院脳神経外科　2部…第2章

松本 康史　広南病院血管内脳神経外科部長　2部…第2章

倉内 麗徳　函館新都市病院脳神経内科　2部…第3章　第4章

三鬼 侑真　昭和大学藤が丘病院脳神経外科助教　2部…第5章　3部…第4章

清末 一路　大分大学医学部附属病院放射線部准教授　3部第1章～第3章

本書の利用にあたって

- 本書の情報は、2021 年 2 月現在のものです。本書に掲載された薬価は 2021 年 1 月適用のものです。
- QR コード®※1 の情報は、本書発行日（最新のもの）より 2 年間有効です。QR コード®から読み取れる薬剤の添付文書は、定期的に最新情報に更新しておりますが、一時的にリンクが切れて読み取れなくなることがございます※2。また、有効期間終了後、QR コード®を最新情報に更新するサービスは、読者に通知なく休止もしくは廃止する場合がございます。
- 本書で取り上げる商品の解説には、一部適応外（承認外）の使用も含まれます。実際の使用にあたっては、必ず個々の添付文書を参照し、その内容を十分に理解した上でご使用ください。
- 本書の記載内容には正確を期するように努めておりますが、薬剤情報は変更されることがありますので、薬剤の使用時には最新の添付文書などをご参照ください。また、従来の治療や薬剤の使用による不測の事故に対し、著者および当社は責を負いかねます。

※ 1：QR コード®はデンソーウェーブの登録商標です。

※ 2：QR コード®の閲覧には、別途通信料がかかりますので、ご注意ください。

1部 疾患別の薬

1. 一般名 アルテプラーゼ

商品名：グルトパ®、アクチバシン®

点滴　グルトパ®注

- **作用時間**：投与開始55分後に最高血中濃度に達し、半減期6.3分で血中濃度は低下する。
- **適応**：
- ・発症から4.5時間以内に治療可能な脳梗塞患者。
- ・発症時刻※が不明な場合、発見から4.5時間以内かつMRI検査にて拡散強調画像の虚血性変化がFLAIR画像で明瞭でない症例が適応となる。

※発症時刻とは最終健常確認時刻のこと。

- **禁忌**：詳細は『静注血栓溶解（rt-PA）療法適正治療指針第三版』を参照すること。
- ・1カ月以内の脳梗塞（症状が短時間に消失している場合を含まない）
- ・血圧高値（185/110mmHg以上）
- ・血糖異常（< 50mg/dL、または> 400mg/dL）
- ・血小板数100,000/mm³以下
- ・PT-INR > 1.7
- **併用禁忌**：デフィブロチドナトリウム（商品名：デファイテリオ®）（肝類洞閉塞症候群治療薬）
- **作用**：フィブリン親和性が高く、血栓に特異的に吸着しプラスミノーゲンをプラスミンに転化させ、フィブリンを分解することで、血栓を溶解する。
- **副作用**：出血性梗塞、皮下出血、消化管出血、穿刺部出血などの出血性合併症に注意。
- **薬価**：グルトパ®（43,537円/600万単位、94,841円/1,200万単位、179,950円/2,400万単位）、アクチバシン®（43,507

円/600万単位、90,534円/1,200万単位、183,511円/2,400万単位)。

投与管理のポイント

- 適応表を用いて禁忌項目がないことを確認し、rt-PAを0.6mg/kg投与する。溶解液は付属されており、換算表を用いて行う。総量の10%は1~2分間で急速投与し、その後残りを1時間で投与する。
- 現在は発症4.5時間以内まで適応が拡大されている。
- MRI検査のFLAIR画像で虚血性変化が明瞭でない場合、発症4.5時間以内の可能性が高い。2018年、WAKE-UP試験の結果が報告され、起床時に発見もしくは発症時刻不明で、拡散強調画像の虚血性変化がFLAIR画像で明瞭でない症例に、発見から4.5時間以内にアルテプラーゼ投与を開始した場合、転帰良好が有意に多い結果であった[1)]。この結果を受けて、発症時刻不明の脳梗塞に対しても、条件付きでrt-PA静注療法は適応となった。

くすこれ3ポイント!

1. 適応は最終無事確認時刻から4.5時間以内、もしくは発見から4.5時間以内でミスマッチを有する脳梗塞患者。
2. 投与後は出血性合併症に注意。
3. 効果は転帰良好な患者を通常治療と比較し約1.5倍に増やす。

Topics

軽症脳梗塞患者(NIHSS5点以下)に対しては、出血性合併症の可能性があるrt-PAを投与すべきか、答えは出ていない。現時点では症例ごとに、rt-PA投与のメリット・デメリットを検討し総合的に判断する必要がある。

(鈴木健太郎・木村和美)

2. 一般名 エダラボン

商品名：ラジカット®、エダラボン

点滴　ラジカット®点滴静注バッグ 30mg

- **作用時間**：血中濃度は投与開始後すみやかに上昇し、半減期 1.45～5.16 時間で減少する。
- **適応**：

・発症から 24 時間以内に投与可能な脳梗塞患者。

・筋萎縮性側索硬化症（以下、ALS）の患者（Airlie House 診断基準の「Definite」または「Probable」に該当し、ALS 重症度分類 1 度または 2 度、努力性肺活量が 80%以上および罹病期間が 2 年以内）。

- **禁忌**：重篤な腎機能障害のある患者。本剤の成分に対し過敏症の既往歴のある患者。
- **併用注意**：腎排泄型の抗菌薬投与時には、腎機能悪化に注意が必要。
- **作用**：フリーラジカルを消去し脂質過酸化を抑制する作用を有し、脳細胞の酸化的傷害を抑制することにより脳保護作用を示す。
- **副作用**：急性腎不全、肝機能障害および血小板減少に注意。
- **薬価**：ラジカット®点滴静注バッグ 30mg（3,818 円）、エダラボン点滴静注 30mgッグ（1,404 円）、エダラボン点滴静注液 30mg バッグ（1,133 円）。

投与管理のポイント

- エダラボンは 30mg/100mL 製剤が多いが、年齢に関係なく 1 日 2 回 30 分 / 回で投与する。
- エダラボンは、脳梗塞急性期治療としてエビデンスのある唯一の脳保護薬である。国内第Ⅲ相試験において、発症 72 時間以内の脳梗塞急性期患者の転帰改善効果が示され、有効性の高かった24時間以内の患者に対し、承認された[1]。一方で、腎機能障害や肝機能障害、血液障害など複数の臓器障害が発現する症例も報告されており、投与中の血液検査が必要とされている。

- ALSに関しては、2014年にわが国で適応となり、その後米国含む6カ国で承認されている。適応に関しては患者の状態を考え検討する必要がある。

くすこれ3ポイント!

1. 適応は発症24時間以内の脳梗塞患者および軽症のALS。
2. 急性腎障害および肝機能障害に注意。
3. 脳梗塞患者に対しては、虚血性脳血管障害の発現および進展を抑制することにより脳保護作用を示す。ALSに対しても、神経細胞の酸化的傷害を抑制することで病勢進展の抑制を示す。

Topics

脳梗塞急性期にrt-PA（アルテプラーゼ）静注療法を行う際、rt-PA投与前または同時のエダラボン投与は、出血性合併症を減らすことが期待されていた。しかし、わが国で多施設共同前向きランダム化比較試験（YAMATO study）が行われ、rt-PA前投与は、rt-PA後と比較して、再開通率や機能予後に関連しないことが示された[2]。

ALSに対しては、現在経口のエダラボンによる安全性を評価する臨床試験が進行中であり、将来経口での投与も期待されている。

（鈴木健太郎・木村和美）

3. 一般名 濃グリセリン

商品名：グリセオール®、グリセレブ®、グリセリン・果糖「HK」、グリポーゼ®、グリマッケン®注、ヒシセオール®

点滴　グリセオール®注

- **作用時間**：半減期は腎機能に反比例し1～36時間程度。
- **適応**：頭蓋内圧亢進、頭蓋内浮腫の治療、頭蓋内圧亢進、頭蓋内浮腫の改善による下記疾患に伴う意識障害、神経障害、自覚症状の改善。脳梗塞（脳血栓、脳塞栓）、脳内出血、くも膜下出血、頭部外傷、脳腫瘍、脳髄膜炎、脳外科手術後の後療法、脳外科手術時の脳容積縮小、眼内圧下降を必要とする場合、眼科手術時の眼容積縮小。
- **禁忌**：先天性のグリセリン、果糖代謝異常症の患者、成人発症Ⅱ型シトルリン血症の患者。
- **慎重投与**：心臓、循環器系機能障害の患者（循環血液量を増やすため心負荷がかかる）。腎障害の患者（水分、塩化ナトリウムが含まれているため）、糖尿病患者（非ケトン性高浸透圧性昏睡の可能性あり）。
- **作用**：すみやかで強力に頭蓋内圧や眼内圧を下げる作用がある。脳浮腫に対して使用する。
- **副作用**：乳酸アシドーシス（頻度不明）、頭痛、口渇、悪心、低K血症など。
- **薬価**：グリセオール®注（200mL227円、300mL345円、500mL579円）。

投与管理のポイント

①すみやかに頭蓋内圧を低下させるには急速に投与を行う必要があり、通常、1回200～500mLを1日1～2回、500mLあたり2～3時間かけて点滴静注するため投与速度は150～250mL/時で投与する。脳外科手術時の脳容

積縮小のためには1回500mLを30分ほどで点滴静注する必要がある。

②グリセオール®500mL中に塩化ナトリウムが4.5g入っており、これは生理食塩水と同じである。それを上記のように急速投与するため心負荷がかかる。心不全徴候には注意が必要である。

③浸透圧利尿薬であり水分の排泄を促す。そのため脱水や電解質異常（高Na血症など）を引き起こしやすい。糖尿病患者では非ケトン性高浸透圧性昏睡を起こすことがあるためとくに注意をしておかなければならない。

くすこれ3ポイント!

❶ 効果を発揮するには急速投与が必要。
❷ 塩化ナトリウム負荷による心不全に注意。
❸ 利尿を促すため脱水に注意。

（長尾洋一郎）

4. 一般名 D- マンニトール

商品名：マンニットール、マンニット T

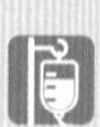

点滴　マンニットール S 注射液

- **作用時間**：半減期は腎機能に反比例し 1～36 時間程度。
- **適応**：術中・術後・外傷後および薬物中毒時の急性腎不全の予防および治療する場合。頭蓋内圧降下および脳容積の縮小を必要とする場合。眼内圧降下を必要とする場合。
- **禁忌**：急性頭蓋内血腫のある患者（頭蓋内圧により一時止血していたものが、頭蓋内圧の減少とともに再び出血し始めることがある）。
- **慎重投与**：脱水状態では利尿作用により症状悪化の可能性がある。また腎機能障害患者に使用すると血漿浸透圧が上昇し、循環血液量が増加することにより、急性腎不全を起こすことがある。高齢者への投与は一般に生理機能が低下していることが多く、副作用の発現に注意し、慎重に投与する。
- **作用**：浸透圧利尿。
- **副作用**：急性腎不全、電解質異常（代謝性アシドーシス、高 K 血症、低 Na 血症）。
- **薬価**：20%300mL/ 瓶 454 円。

投与管理のポイント

①濃グリセリンと同様に急速投与が必要であり、100mL/3～10 分（300mL を 9～30 分程度）で投与することにより効果を発揮する。通常は 5～15mL（1.0～3.0g）/kg、ただし D- マンニトールとして 1 日量 200g まで。

②投与後に脳浮腫が改善した後、再度増悪するリバウンド現象があるので、脳浮腫を一過性に改善させるために使用される。おもに脳浮腫に対する外減圧術の効果を予測するのに使われたり、外減圧術が予定されている患者に

対して術前に使用したりする。

③高浸透圧の輸液を急速投与することで循環血液量が増えことにより心負荷がかかるため、投与後には喘鳴や酸素化低下など起こらないか注意して観察が必要である。

くすこれ 3 ポイント!

❶ 適切に効果を発揮するために急速投与を行う必要がある。
❷ 投与後リバウンド現象が起こる。
❸ 心不全に注意が必要。

Topics グリセオールとマンニトールの使い分け

グリセオールはマンニトールより頭蓋内圧効果開始時期が早く、効果の持続時間も6時間と長い。またグリセオールは脳内で代謝されるが、マンニトールは脳内での代謝はなく、ほとんどが腎臓から排泄される。

マンニトールは、グリセオールよりリバウンド現象（投与後に脳実質に残った浸透圧物質により頭蓋内圧が再度増悪する現象）を起こしやすい。そのためグリセオールは生命にかかわる可能性がある脳浮腫に対して投与し、マンニトールは開頭減圧術を控えている場合、そこまでの時間稼ぎに使われることが多い。

（長尾洋一郎）

5. 一般名 フロセミド

商品名：ラシックス®

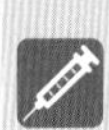

注射　ラシックス®注 20mg　　内服

- **作用時間**：経口は Tmax1 時間程度、静注は 5 分程度で発現し、半減期 T1/2 30 分程度。
- **適応**：高血圧症（本態性、腎性など）、悪性高血圧、心性浮腫（うっ血性心不全）、腎性・肝性浮腫、尿路結石排出促進、(20mg 注) 脳浮腫（100mg 注)、急性・慢性腎不全の乏尿。
- **禁忌**：無尿、無毒性物質または肝毒性物質による中毒の結果起こった腎不全、肝性昏睡、Na・K が著しく低値、循環血液量減少、血圧低下、スルホンアミド系薬過敏症、デスモプレシン酢酸塩水和物を投与中。
- **慎重投与**：進行した肝硬変症、重篤な冠硬化症または脳動脈硬化症、重篤な腎障害、肝疾患・肝機能障害、糖尿病、下痢・嘔吐、手術前、ジギタリス剤や糖質副腎皮質ホルモン剤、ACTH（副腎皮質刺激ホルモン）またはグリチルリチン製剤の投与されている患者、減塩療法時の患者、高齢者、小児、全身性エリテマトーデス。
- **作用**：利尿を促し循環血液量の減少、血管壁の Na 含量の減少。
- **副作用**：ショック、アナフィラキシー、再生不良性貧血、汎血球減少症、無顆粒球症、血小板減少、赤芽球ろう、水疱性類天疱瘡、難聴、中毒性表皮壊死融解症（Toxic Epidermal Necrolysis：TEN)、皮膚粘膜眼症候群（Stevens-Johnson 症候群)、多形紅斑、急性汎発性発疹性膿疱症、心室性不整脈、間質性腎炎、間質性肺炎、低 K 血症、低 Na 血症、低 Ca 血症、高尿酸血症。
- **薬価**：ラシックス®錠 20mg（9.8 円)、ラシックス®注 20mg（62 円)。

投与管理のポイント

①反応をみながらフロセミド 20～80mg 静注を 3～6 時間ごとに投与する。静注で反応が悪い場合には、フロセミド 100mg/10mL を生理食塩水 40mL で溶かし、2～4mL/ 時で持続投与することもある。持続投与することで血中の濃度が維持され利尿が得られやすい。投与によって利尿を促すため排尿回数が多くなる。また体液管理のために定期的な尿量測定を行う必要があることもある。
②投与によってどのくらい排尿が得られるか観察する。反応が悪ければ持続静注が有効である。利尿により脱水をきたす可能性もあり、腎不全や糖尿病であれば高血糖、肝機能障害があれば肝性昏睡が起こるため注意が必要である。そのため尿量測定や体重測定を行うこともある。
③利尿により K が低下するため血液検査で K をみておく必要がある。低 K 血症は不整脈を誘発するため注意が必要である。

くすこれ 3 ポイント!

❶ 多尿・脱水に注意。
❷ 尿量に注意。
❸ 低 K 血症に注意。

（長尾洋一郎）

6. 一般名 プレドニゾロン

商品名：プレドニゾロン、プレドニン®

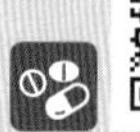

プレドニゾロン錠「タケダ」5mg

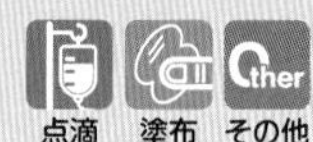

- **作用時間**：健常人で半減期 T1/2 3.17 ± 0.44 時。
- **適応**：副腎皮質機能不全、関節リウマチ、若年性関節リウマチ、エリテマトーデス、ネフローゼ、気管支喘息、悪性リンパ腫および類似疾患など。
- **禁忌**：プレドニゾロンに対して過敏症の既往歴のある患者、デスモプレシンを投与中の患者。
- **慎重投与**：感染症、糖尿病、骨粗鬆症、腎不全、甲状腺機能低下症、肝硬変、脂肪肝、脂肪塞栓症、重症筋無力症、高齢者。
- **作用**：抗炎症作用、免疫抑制作用により病態や症状の改善を図る。
- **副作用**：感染症、骨粗鬆症、糖尿病、消化性潰瘍、高血圧、脂質異常症、副腎不全、白内障、緑内障、精神障害（抑うつ、そう状態）、中心性肥満、痤瘡、多毛、月経異常、満月様顔貌（ムーンフェイス）、紫斑など。
- **薬価**：プレドニゾロン錠 5mg（9.8 円）、プレドニゾロン錠 1mg（8.3 円）。

投与管理のポイント

①ステロイドは古くから使われている薬であり、免疫抑制作用によるさまざまな臨床的なメリットがある一方で副作用が多く存在するため、その副作用を正しく理解し、必要があれば医師に報告し対応することが必要である。
ステロイドを大量（メチルプレドニゾロン 1,000mg/ 日を 3 日間など）投与する場合の副作用は、高血圧やそれによる心不全、高血糖、精神障害などがあり、血圧や血糖のモニタリングが必要である。

②数カ月内服継続による易感染性、骨粗鬆症、肥満、精神障害、ステロイド筋症、消化性潰瘍、高血糖、白内障・緑内障がある。

③ステロイドは生理的に分泌されているが、ステロイドを内服した場合に生理的な副腎皮質機能が低下する場合がある。そのため内服を減らす際に徐々に減量する必要があり、とくにプレゾロン®で5mg以下に減らす場合は2～4週ごとにプレドニゾロン1mgを用い0.5～1mgずつ減量する。

くすこれ3ポイント!

❶ 大量投与による副作用（高血圧、心不全、高血糖、精神障害）に注意。

❷ 長期投与による副作用（骨粗鬆症、感染症、消化性潰瘍）に注意。

❸ ステロイドを減らすときは副腎不全に注意。

Topics ステロイドを脳神経外科領域で使用する場合は、脳腫瘍の周囲の浮腫に対して抗浮腫作用を期待して投与されることが多い。頭蓋内圧亢進に対して明確なコンセンサスはなく、デキサメタゾン4～8mg/日やプレドニゾロン30mg/日程度で使用されることがある。また脳脊髄炎に対する浮腫予防として投与される。

（長尾洋一郎）

7. 一般名 デキサメタゾン

商品名：デカドロン®、ソルコート、デキサート®、オルガドロン

内服　デカドロン®錠

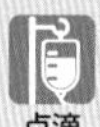

点滴

- **作用時間**：半減期 36〜54 時間。
- **適応**：プレドニゾロンと同様。副腎皮質機能不全、関節リウマチ、若年性関節リウマチ、エリテマトーデス、ネフローゼ、気管支喘息、悪性リンパ腫および類似疾患など。
- **禁忌**：本剤の成分に対し過敏症の既往歴のある患者、ジスルフィラムまたはシアナミデを投与中の患者、デスモプレシン（男性における夜間多尿による夜間頻尿）を投与中の患者。
- **慎重投与**：感染症、糖尿病、骨粗鬆症、腎不全、甲状腺機能低下症、肝硬変、脂肪肝、脂肪塞栓症、重症筋無力症、高齢者。
- **作用**：抗炎症作用により病態や症状の改善を図る。
- **副作用**：感染症、骨粗鬆症、糖尿病、消化性潰瘍、高血圧、脂質異常症、副腎不全、白内障、緑内障、精神障害（抑うつ、そう状態）、中心性肥満、痤瘡、多毛、月経異常など。
- **薬価**：デカドロン®（0.5mg5.7 円、4mg31.9 円）、デカドロンエリキシル 0.01%1mL（4.3 円）。

投与管理のポイント

①ステロイドには糖質コルチコイド作用と鉱質コルチコイド作用があるが、コルチゾールをそれぞれ 1、1 とした場合デキサメタゾンは 25、0 となる（p.232）。

②デカドロンは長時間作用型であり、生物学的半減期は 36〜54 時間（プレドニゾロンは 12〜36 時間）、血漿消失半減期 3.5 時間（プレドニゾロン 2.5 時間）と効果が持続する。

③細菌性髄膜炎に対する抗炎症作用として抗菌薬の初回投

与の10～20分ほど前にデキサメタゾンを2～4日間投与することが推奨されている。

くすこれ3ポイント!

❶ 糖質コルチコイド※作用はコルチゾールの25倍

※糖質コルチコイドとは、副腎皮質の束状層で産生される副腎皮質ホルモンの1つ。タンパク質を糖に変換し、血糖値を上昇させる。脂肪分解を促進する。抗炎症作用、免疫抑制作用あり。

❷ 長時間作用型

❸ 細菌性髄膜炎に投与する際は抗菌薬投与より前に投与する。

Topics

2020年7月21日にコロナウイルス感染症患者に対してデキサメタゾンが治療薬として追加された。これはオックスフォード大学主導のRECOVERY研究に基づいたものである[2)]。

研究ではデキサメタゾンを投与することにより死亡率が低下した。人工呼吸器装着患者や酸素投与を受けていた患者で死亡率を低下させたが、酸素投与の必要のない患者には死亡率の低下はみられなかった。

（長尾洋一郎）

8. 一般名 ヘパリン

商品名：ヘパリンナトリウム

ヘパリンナトリウム注射液

- **作用時間**：半減期45〜60分、投与中止後4〜6時間で抗凝固効果は消失する。
- **適応**：血栓塞栓症（静脈血栓症、心筋梗塞症、脳塞栓症など）の治療および予防など。
- **原則禁忌**：出血している患者、出血する可能性のある患者、重篤な肝障害、腎障害、ヘパリン起因性血小板減少症の既往歴のある患者。
- **併用注意**：抗凝固薬、血小板凝集抑制作用を有する薬剤、血栓溶解薬との併用で作用が増強する。テトラサイクリン系抗菌薬、強心配糖体（ジギタリス製剤）、ニトログリセリンとの併用で作用が減弱する。
- **作用**：アンチトロンビンと結合し、トロンビンや活性型X因子（X a）などに対する阻害作用を促進する。
- **副作用**：アレルギー症状や肝機能異常、出血、ヘパリン起因性血小板減少など。
- **薬価**：ヘパリンナトリウム注1万単位/10mL（340円/瓶）。

投与管理のポイント

①ヘパリン投与中は脳出血や消化管出血といった出血性副作用がみられるため、バイタルサインの急激な変動や頭痛や悪心、血便、貧血などの臨床症状に注意する。また、重大な副作用としてヘパリン起因性血小板減少症（heparin-induced thrombocytopenia：HIT）がある。HITはヘパリン投与後に血小板減少と多彩な血栓塞栓症をきたして重篤になりうるため、血小板数の推移を注意深く観察する。

②ヘパリン投与下で脳出血や消化管出血などの重篤な出血をきたした場合は、急速にヘパリンの効果を中和させる必要がある。その場合はヘパリン中和剤としてプロタミン硫酸塩を投与し、出血拡大を抑制する。

③ヘパリン投与後は4～8時間ごとにAPTTを測定し、正常対照とのAPTT比が1.5～2.5倍となるところを治療域として投与量を調整する。ACTがモニタリングとして用いられることもある。また施設によってはヘパリン低用量を固定用量（1万単位/日など）で投与される場合もある。

くすこれ3ポイント!

❶ ヘパリン投与後の出血（脳出血や消化管出血など）や血小板減少に注意。
❷ ヘパリン中和剤としてプロタミンの準備を忘れずに。
❸ ヘパリンの抗凝固効果のモニタリングはAPTT（活性化部分トロンボプラスチン時間）、ACT（活性化凝固時間）。

Topics

ヘパリン投与中、血液検査を行う際に投与側から採血してしまったためAPTT過延長となる事例があった。APTT値によりヘパリン量の調整を行うため、血液検査の結果が非常に重要である。ヘパリン投与中は対側から採血するように注意する。

（今村裕佑・矢坂正弘）

9. 一般名 アルガトロバン

商品名：スロンノン®HI注、ノバスタン®HI注
ジェネリック名：アルガトロバン注射液

点滴　スロンノン®HI注 10mg/2mL

- **作用時間**：半減期は約30分、投与中止して2時間以内に抗凝固効果は消失する。
- **適応**：発症後48時間以内の脳血栓症急性期（ラクナ梗塞を除く）、慢性動脈閉塞症、先天性アンチトロンビンⅢ欠乏患者、アンチトロンビンⅢ低下を伴う患者、HIT Ⅱ型患者に対する凝固防止および血栓症の発症抑制。
- **禁忌**：出血している患者、脳塞栓症もしくはその恐れのある患者（HIT Ⅱを除く）、重篤な意識障害を伴う大梗塞の患者など。
- **併用注意**：抗凝固薬、血小板凝集抑制作用を有する薬剤、血栓溶解薬、フィブリノゲン低下作用を有する酵素薬剤との併用で作用が増強する。
- **作用**：トロンビンを選択的かつ直接的に阻害し、トロンビンによるフィブリン生成、血小板凝集および血管収縮を抑制する。
- **副作用**：出血、肝障害、ショック、アナフィラキシーなど。
- **薬価**：スロンノン®HI注（10mg/2mL1,820円/管）、ノバスタン®HI注（10mg/2mL1,820円/管）。

投与管理のポイント

①添付文書では48時間以内の1.5cmを超える脳血栓症急性期が適応とされているが、具体的にはアテローム血栓性脳梗塞とBAD（branch atheromatous disease）で使用頻度が高い。またわが国ではヘパリン起因性血小板減少症Ⅱ型に対する治療薬として唯一承認されている薬剤である。

②アルガトロバン投与2時間後にAPTTを測定し、正常対

照とのAPTT比が1.5〜3.0倍かつ100秒以下となるように投与量を調整する。出血リスクがある場合はAPTT比が1.5〜2.0倍の範囲で調整する。

③添付文書では60mg/日を2日間持続静注、その後5日間は10mg×2/日とされているが、半減期が短いため持続静注から切り替える際に症状の進行がみられることがある。そのため総投与量が超えない範囲で、各施設で異なる投与方法（例：220mg/日を4日間かけて持続静注など）があり、適宜医師の指示を確認する。

くすこれ3ポイント!

❶ アテローム血栓性脳梗塞とBADで使用頻度が高い。
❷ アルガトロバンの抗凝固作用のモニタリングはAPTT（活性化部分トロンボプラスチン時間）。
❸ アルガトロバンの投与方法に注意。

（今村裕佑・矢坂正弘）

10. 一般名 ワルファリン

商品名：ワーファリン、ワルファリンK

内服　ワーファリン錠

- **作用時間**：経口投与後の効果は通常12～24時間後に発現し、十分な効果は36～48時間後に得られる。その作用は48～72時間持続する。
- **適応**：血栓塞栓症（静脈血栓症、心筋梗塞症、脳塞栓症、緩徐に進行する脳血栓症など）の治療および予防。
- **禁忌**：出血している患者、出血する可能性のある患者、重篤な肝障害、腎障害、中枢神経系手術または外傷後日の浅い患者、妊婦など。
- **併用禁忌**：イグラチモド（抗リウマチ薬）、ミコナゾール（抗真菌薬）、メナテトレノン（骨粗鬆症薬）。
- **作用**：酸化型ビタミンKを還元型に変換する酵素を阻害することで、第Ⅱ、Ⅶ、Ⅸ、Ⅹ因子の産生を抑制し、抗凝固作用を発揮する。
- **副作用**：出血、肝障害、皮膚症状（発疹、蕁麻疹、掻痒感など）。
- **薬価**：ワーファリン錠0.5mg（9.8円/錠）。

投与管理のポイント

①ワーファリン療法中の患者が重篤な頭部外傷や頭蓋内出血をきたして搬送される例も少なくない。その際には静注用プロトロンビン複合製剤ケイセントラとビタミンKをすみやかに投与し、可能な限りPT-INR（プロトロンビン時間 国際標準比）を1.35以下に正常化することが推奨される。

②弁膜症性心房細動（機械弁や僧帽弁狭窄症）やDOACの投与ができない非弁膜症性心房細動ではワーファリン療法が推奨される。初回投与量は5mg/日以下とし、多くの場合、2〜3mg/日で開始する。ワーファリン療法中の抗凝固効果のモニタリングはPT-INRで行う。年齢を問わずINR 1.6〜2.6が推奨されるが、70歳未満で脳梗塞の既往がある場合や、$CHADS_2$スコア3以上のハイリスク例ではPT-INR 2.0〜3.0を考慮できる。

③ワーファリンはほかの薬剤や食品との相互作用が非常に多い薬剤である。そのため十分な服用薬剤の聴取と指導を行い、食品についてはビタミンKが多く含まれる納豆、クロレラ、青汁を摂取しないように指導、緑色の野菜や海藻、緑茶についても摂取しすぎないように指導することが重要である。

くすこれ3ポイント!

❶ ワーファリン療法中の出血時にはケイセントラまたはビタミンKをすみやかに投与する。
❷ ワーファリンの抗凝固効果のモニタリングはPT-INRで行っている。
❸ ワーファリン療法中の食事に注意するよう指導する。

（今村裕佑・矢坂正弘）

11. 一般名 ダビガトランエテキシラート

商品名：プラザキサ®

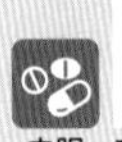

内服　プラザキサ®カプセル

- **作用時間**：内服後30分～2時間で最大血中濃度に達し、半減期は12～14時間。
- **適応**：非弁膜症性心房細動患者における虚血性脳卒中および全身性塞栓症の発症抑制。
- **禁忌**：本剤の成分に対し過敏症の既往歴のある患者。透析患者を含む高度の腎障害（クレアチニンクリアランス〔CCr〕30mL/分未満）のある患者。出血症状のある患者、出血性素因のある患者および止血障害のある患者。臨床的に問題となる出血リスクのある器質的病変の患者。脊椎・硬膜外カテーテルを留置している患者および抜去後1時間以内の患者。
- **配合禁忌**：イトラコナゾール。
- **作用**：トロンビンを可逆的に阻害し、凝固反応を抑制する。
- **副作用**：出血（頭蓋内出血、消化管出血など）、食道炎、間質性肺炎。
- **薬価**：110mg（242.00円）、75mg（137.90円）。

投与管理のポイント

① DOAC（direct oral anticoagulants：直接経口抗凝固薬）に共通する特徴であるが、同じく抗凝固薬であるワーファリンと違い、食事の制限（納豆などのビタミンKを多く含む食材の摂取禁止）が不要であり、細かい用量調整も必要ない。

② 1回150mgあるいは110mgを1日2回内服。懸濁はできないので、経鼻胃管からの投与はできない。食道炎をきたすことがあるため、十分な水と一緒に内服させ、内服直後はすぐに横にならないように指導する。

③出血傾向の有無はしっかりと観察する。DOACのなかで唯一特異的な中和剤（イダルシズマブ）があるのも特徴で、重大な出血の際には使用することもある。

くすこれ3ポイント!

❶ 抗トロンビン作用をもつ経口の抗凝固薬。食事制限や用量調節のための定期的な血液検査は不要。
❷ 1日2回内服のカプセル型の製剤。十分な水と一緒に服用すること。簡易懸濁や粉砕は不可。
❸ もっとも注意すべき副作用は出血。皮下出血、血尿、血便に注意。重大な出血には特異的な中和剤あり。

Topics DOAC？ NOAC？

非弁膜症性心房細動患者における塞栓症予防として用いられるDOAC。現在広く使用されているDOACであるが、「NOAC」という略称を聞いたことがある人も多いのではないだろうか。登場当初はNOAC（novel oral anticoagulant：新規経口抗凝固薬）という略称が使われることが多かったのだが、その後いつまでも「新規」はおかしいということで同じ略称でNOAC（non-vitamin K antagonist oral anticoagulant：非ビタミンK拮抗経口抗凝固薬）であったり、DOACであったりとバラバラに使われることが多くなった。そんななか2015年4月に国際止血学会が「DOACに統一すべき」との勧告を発表した。「NOAC」ではなく「DOAC」を推す理由の1つとして、「non-vitamin～とカルテに記載されると抗凝固薬が不要であると誤認される可能性がある」といったこともあるようである。しかし、どちらの呼称も耳にする機会が多いため覚えておいたほうがよいだろう。

（村谷陽平・矢坂正弘）

12. 一般名 リバーロキサバン

商品名：イグザレルト®

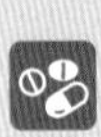

内服　イグザレルト®錠

- **作用時間**：内服後 30 分〜4 時間で最大血中濃度に達し、半減期は 5〜13 時間。
- **適応**：非弁膜症性心房細動患者における虚血性脳卒中および全身性塞栓症の発症抑制。深部静脈血栓症および肺血栓塞栓症の治療および再発抑制。
- **禁忌**：本剤の成分に対し過敏症の既往歴のある患者。重度の腎障害*のある患者。凝固障害を伴う肝疾患の患者。中等度以上の肝障害のある患者。妊婦または妊娠している可能性のある女性。急性細菌性心内膜炎の患者。出血している患者。
- **配合禁忌**：HIV プロテアーゼ阻害薬（リトナビルなど）。コビシスタットを含有する製薬（スタリビルド®など）。アゾール系抗真菌薬（イトラコナゾールなど）。
- **作用**：第Ⅹa 因子を直接阻害し、トロンビン産生および血栓形成を抑制する。
- **副作用**：出血（頭蓋内出血、消化管出血など）、肝機能障害・黄疸、間質性肺炎。
- **薬 価**：15mg 錠（517 円）、10mg 錠（364.1 円）、15mg 細粒（567.9 円）、10mg 細粒（397.1 円）。

投与管理のポイント

① DOAC に共通する特徴。皮下出血、血便、血尿、歯肉出血などの出血傾向に注意する。

② 1 日 1 回の内服でよいため、アドヒアランス向上が期待

* 非弁膜症性心房細動に対して使用する場合は CCr（クレアチニンクリアランス）15mL/ 分未満、深部静脈血栓症および肺血栓塞栓症に対して使用する場合は CCr30mL/ 分未満。

できる。細粒製剤や口腔内崩壊錠（OD錠：orally disintegration錠）があり経鼻胃管や胃瘻からの投与も可能。ただし、深部静脈血栓および肺塞栓の治療開始3週間は1日2回内服となることに注意する。

③吸収量の腎での排泄率は約1/3程度であり、CCr15mL/分までの患者であれば投与が可能。その代わり肝代謝の割合が多くなるため、中等度以上の肝障害（Child-Pugh分類BまたはC）がある場合禁忌となる。

くすこれ3ポイント！

❶ 第Ｘａ因子阻害作用をもつ経口の抗凝固薬。食事制限や用量調節のための定期的な血液検査は不要。出血の副作用に注意。

❷ 1日1回10mgまたは15mg内服の錠剤。細粒やOD錠があり使い分けが可能。

❸ 腎排泄率が低く、腎機能低下症例にも使用しやすい。しかし、肝障害が強いと禁忌であり、副作用にも肝障害・黄疸がある点は注意。

Topics もし飲み忘れたら……

DOACは効果発現が早く、なおかつ半減期が短くキレもいいため、導入や変更・休薬などの管理が行いやすい。その反面、一度飲み忘れてしまうと効果減弱も早く、塞栓症を起こしやすくなる。万が一飲み忘れてしまったとき、一番やってはいけないことは「2回分まとめて飲む」ことである。出血のリスクを高めるだけであり、必ず避ける。飲み忘れに気が付いた場合はDOACすべてに共通して「気が付いたタイミングで1回分を飲む」のが正解である。ただし、ダビガトランは次に内服するまでに6時間以上、リバーロキサバン・エドキサバンは12時間以上時間を空けることとなっている。不安な際にはかかりつけの病院か薬局へ相談するように指導する。

（村谷陽平・矢坂正弘）

13. 一般名 アピキサバン

商品名：エリキュース®

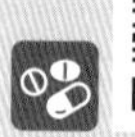

内服　エリキュース®錠

- **作用時間**：内服後 3 時間〜3.5 時間で最大血中濃度に達し、半減期は 6〜8 時間。
- **適応**：非弁膜症性心房細動患者における虚血性脳卒中および全身性塞栓症の発症抑制。静脈血栓塞栓症の治療および再発抑制。
- **禁忌**：本剤の成分に対し過敏症の既往歴のある患者。重度の腎障害 * の患者。出血症状のある患者。血液凝固異常および重要な出血リスクを有する肝疾患患者。
- **配合禁忌**：なし。ただしアゾール系抗真菌薬や HIV プロテアーゼ阻害薬などは併用注意。
- **作用**：第Ｘａ因子を直接阻害し、トロンビン産生および血栓形成を抑制する。
- **副作用**：出血（頭蓋内出血、消化管出血など）、間質性肺炎、肝機能障害。
- **薬価**：5mg（244.7 円）、2.5mg（134.8 円）。

投与管理のポイント

① DOAC に共通する特徴として、皮下出血、血便、血尿、歯肉出血などの出血傾向に注意する。

②ダビガトランと同じく 1 日 2 回内服の製剤。こちらは簡易懸濁や粉砕が可能で経鼻胃管や胃瘻からの投与が可能。1 回 5mg あるいは 2.5mg が基本だが、深部静脈血栓症や肺塞栓の治療開始の 1 週間のみ 1 回 10mg と高用量になることがある。

* 非弁膜症性心房細動に対して使用する場合は CCr15mL/ 分未満、静脈血栓塞栓症に対して使用する場合は CCr30mL/ 分未満。

③腎排泄率は 1/4 程度で CCr15mL/ 分までの患者であれば使用することができる。また、腸管からの排泄経路があり、凝固異常を伴わなければ肝障害のある患者に対しても使用することができる。

くすこれ 3 ポイント!

❶ 第Ｘａ因子阻害作用をもつ経口の抗凝固薬。食事制限や用量調節のための定期的な血液検査は不要。出血の副作用に注意。

❷ 1 日 2 回内服の錠剤。投与直前であれば簡易懸濁や粉砕も可能。1 回 5mg あるいは 2.5mg 内服だが、静脈血栓塞栓症の治療開始 7 日間は 1 回 10mg 内服となる。

❸ 腎排泄率が低く、消化管からの排泄経路もあるため腎機能低下症例や肝障害を有する患者でも使用可能。

Topics 非弁膜症性心房細動患者へ使用時の減量基準

DOAC には、薬剤ごとに通常用量と低用量が定められている。

・ダビガトラン：CCr50mL/ 分未満、P 糖タンパク阻害薬の併用、70 歳以上、消化管出血の既往。これらのいずれかに当てはまる場合は低用量使用を考慮。

・リバーロキサバン：CCr50mL/ 分未満、あるいはフルコナゾール・ホスフルコナゾール・クラリスロマイシン・エリスロマイシンとの併用時は低用量を使用。

・アピキサバン：80 歳以上・血清クレアチニン 1.5mg/dL 以上・体重 60kg 以下のうち 2 項目以上を満たす、あるいはイトラコナゾール・ボリコナゾール・リトナビルとの併用時は低用量を使用。

・エドキサバン：CCr50mL/ 分未満、体重 60kg 以下、あるいは P 糖タンパク阻害薬の併用時には低用量を使用。

（村谷陽平・矢坂正弘）

14. 一般名 エドキサバン

商品名：リクシアナ®

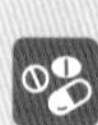

内服 リクシアナ®錠

- **薬　価**：60mg（416.00円）、30mg（411.30円）、15mg（224.70円）。
- **作用時間**：内服後30分〜3時間で最大血中濃度に達し、半減期は4.9時間。
- **適応**：非弁膜症性心房細動患者における虚血性脳卒中および全身性塞栓症の発症抑制。静脈血栓塞栓症の治療および再発抑制。下肢整形外科手術施行患者における静脈血栓塞栓症の発症抑制。
- **禁忌**：本剤の成分に対し過敏症の既往歴のある患者。出血している患者。急性細菌性心内膜炎の患者。重度の腎不全の患者*。凝血異常を伴う肝疾患の患者。
- **配合禁忌**：なし。ただし、HIVプロテアーゼ阻害薬などP糖タンパク阻害作用を有する薬剤は併用注意。
- **作用**：第Xa因子を直接阻害し、トロンビン産生および血栓形成を抑制する。
- **副作用**：出血（頭蓋内出血、消化管出血など）、肝機能障害・黄疸、間質性肺疾患。

投与管理のポイント

① DOACに共通する特徴として、皮下出血、血便、血尿、歯肉出血などの出血傾向に注意する。

② 1日1回の内服でよいため、アドヒアランス向上が期待できる。さらに口腔内崩壊錠（OD錠：orally

* 非弁膜症性心房細動、静脈血栓塞栓症に対して使用する場合はCCr15mL/分未満、下肢整形外科手術施行後の予防に対して使用する場合はCCr30mL/分未満。

disintegration 錠）は高齢者や嚥下障害をきたした患者にも内服がしやすいというメリットもあり、加えて錠剤自体に商品名が印字してあるため識別がしやすいといった特徴もある。

③静脈血栓塞栓症に対して適応のないダビガトラン、適応を有するが投与方法が変わるリバーロキサバン、アピキサバンと違い、非弁膜症性心房細動と静脈血栓塞栓症のいずれに対しても投与回数や投与量が変わらない。ただし、下肢整形外科手術施行患者に対する予防投与の場合は1回30mgの投与のみとなる。

くすこれ3ポイント!

❶ 第Ⅹa因子阻害作用をもつ経口の抗凝固薬。食事制限や用量調節のための定期的な血液検査は不要。出血の副作用に注意。

❷ 1日1回60mgまたは30mg内服の錠剤。OD錠があり内服が容易。経鼻胃管や胃瘻からの投与も可能。

❸ 静脈血栓塞栓症の治療や再発抑制に使用する場合も用法用量が変わらない。

Topics どのDOACを選択するか

ここまでDOAC4種の簡単な説明をしてきたが、どれを選択すべきかという明確な基準は今のところない。それぞれの患者の病状や背景、生活環境やADLを考慮し、4種類の薬剤の特徴を照らし合わせてもっともよいと思うものを選ぶことになる。「なぜこの人にこの薬剤が使われているのか」ということを考えてみること、あるいは選択した医師に尋ねてみることで、それぞれの薬剤および患者に対して理解が深まるだろう（p.232）。

（村谷陽平・矢坂正弘）

15. 一般名 オザグレルナトリウム

商品名：カタクロット®、キサンボン®S、キサンボン®、オキリコン®、オザグレルNa、オザベン®

点滴　カタクロット®注射液

- **作用時間**：点滴開始後1.8時間で最高血中濃度、投与終了後の半減期は0.74時間。
- **適応**：くも膜下出血術後の脳血管攣縮、血栓性脳梗塞（心原性脳塞栓症を除く）。
- **禁忌**：出血している患者、出血性脳梗塞、硬膜外出血、脳内出血または原発性脳室内出血を合併している患者、重篤な意識障害を伴う大梗塞の患者、脳塞栓症の患者、本剤の成分に対し過敏症の既往歴のある患者。
- **配合禁忌**：なし。
- **作用**：血小板凝集抑制作用および血管拡張作用。
- **副作用**：出血（出血性脳梗塞・硬膜外血腫・脳内出血、消化管出血、皮下出血、血尿）、ショック、アナフィラキシー、肝機能障害、黄疸、血小板減少、白血球減少、顆粒球減少。
- **薬　価**：注（20mg/2.5mg607円、711円、40mg/5mL1,135円、1,227円）、注射用（20mg/607円、711円）、40mg（1,135円、1,227円）。

投与管理のポイント

①薬の作用：トロンボキサン合成酵素を阻害することでトロンボキサンA_2（TXA_2）の産生を抑制し、プロスタグランジンI_2（PGI_2）の産生を促進する点滴薬である。その結果得られる血小板凝集抑制作用および血管拡張作用を生かして、血栓性脳梗塞（アテローム血栓性脳梗塞およびラクナ梗塞）の急性期、くも膜下出血後の脳血管攣縮に用いられる。

②投与管理のポイント：疾患ごとに投与方法が異なることに注意が必要である。血栓性脳梗塞では1回80mgを1日2回2時間かけて点滴するが、くも膜下出血では1日80mgを24時間かけて持続点滴する。いずれも2週間継続して投与することが推奨されている。

③観察・アセスメントのポイント：副作用としては、頭蓋内出血をはじめとする出血がもっとも重要である。塞栓性脳梗塞は出血性脳梗塞をきたしやすいため禁忌とされている。ほかの抗血小板薬、抗凝固薬、血栓溶解薬を併用することにより出血傾向が助長されることがあり、神経症状（意識レベル・脳神経症状・麻痺など）の観察を慎重に行い、必要に応じてCT/MRIなどの検査を行う。

くすこれ3ポイント!

❶ 抗血小板作用・血管拡張作用があり、血栓性脳梗塞の急性期およびくも膜下出血の脳血管攣縮に用いられる点滴薬である。

❷ 血栓性脳梗塞とくも膜下出血で使用方法が異なる。血栓性脳梗塞では1回80mgを1日2回の間欠的投与、くも膜下出血では1日80mgを24時間の持続投与である。

❸ 頭蓋内出血などの出血の副作用があり、投与時には症状の変化に気をつけ、画像検査などで観察する。

（田中優子）

16. 一般名 アスピリン

商品名：バイアスピリン®、バファリン、タケルダ®、コンプラビン®、アスピリン、ゼンアスピリン

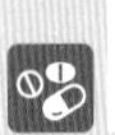

内服　バイアスピリン®錠

- **作用時間**：最高血中濃度到達時間は4時間、半減期は2時間だが、一度内服すると作用は不可逆的であるため、血小板の寿命とされる7〜10日間は作用が継続する。
- **適応**：（低用量）虚血性心疾患、虚血性脳血管障害（一過性脳虚血発作〔TIA〕、脳梗塞）、冠動脈バイパス術あるいは経皮経管冠動脈形成術施行後、川崎病。
- **禁忌**：消化管潰瘍、出血傾向、アスピリン喘息、アスピリンやサリチル酸系製剤に対する過敏症、出産予定日12週以内の妊婦、低出生体重児、新生児または乳児、15歳未満の水痘・インフルエンザ患者。
- **作用**：低用量（75〜325mg/日）は、シクロオキシゲナーゼ-1（COX-1）を阻害し、トロンボキサンA2産生を抑制することにより血小板凝集を阻害する。なお、高用量（1,000〜4,500mg/日）ではCOX-1のみでなくCOX-2も阻害するため、抗血小板作用はなく、抗炎症作用、解熱作用を持つ（アスピリンジレンマ）。
- **副作用**：出血、喘息発作、腎機能障害、消化性潰瘍、小腸・大腸潰瘍、ショック、アナフィラキシー、中毒性表皮壊死融解症、はく脱性皮膚炎、再生不良性貧血、血小板減少、白血球減少、ライ症候群。
- **薬価**：100mg5.7円。

投与管理のポイント

①対象疾患：アスピリンは、動脈硬化が原因の虚血性心疾患や脳梗塞（心原性脳塞栓症以外）、TIAに用いられる。

②処置・手術時における休薬のポイント：内視鏡治療・手術の際には各種ガイドラインで3〜14日の休薬期間が定められている。しかし休薬のリスクが高い症例には、ヘパリン置換が必要になることがある。また、血管内治療、バイパス手術などは休薬を必要としない場合もあるので、その都度主治医に確認する。

③副作用予防のアセスメント・支援のポイント：出血以外に消化性潰瘍および喘息の副作用が特徴的である。高率に消化性潰瘍を合併するため、酸分泌抑制薬（p.190）を併用し、空腹時の内服は避けるよう指導する。喘息も重大な副作用で、既往がないか十分に確認する。

くすこれ3ポイント！

1. 虚血性血管障害・虚血性心疾患に対し低用量（75〜325mg/日）を用いる。
2. 通常手術や内視鏡治療の3〜14日前に中止するが、血管内治療やバイパス手術、検査だけの場合では継続することもあるので主治医へ確認する。
3. 出血・消化性潰瘍・喘息などの副作用に注意しながら観察する。

Topics アスピリンの合剤

最近、アスピリンと他の薬剤の合剤がよく用いられている。バファリン・タケルダ®はそれぞれアスピリンと制酸剤・プロトンポンプ阻害薬の合剤で、消化性潰瘍予防目的で使用される。コンプラビン®はアスピリンとクロピドグレルの合剤で、抗血小板薬の多剤併用が必要な心疾患・脳血管障害・血管内治療の際に使用する。

錠数を減らせるメリットがあるが、知らなければアスピリンの合剤だと判断できない点で注意が必要である。

（田中優子）

17. 一般名 シロスタゾール

商品名：プレタール®、コートリズム®、シロシナミン®、シロスタゾール、シロスレット®、プレトモール®、ホルダゾール®

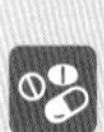

内服　プレタール®OD錠

- **作用時間**：最高血中濃度到達時間は3時間、半減期は散剤が13時間（100mg水あり）、口腔内崩壊錠は10時間（100mg水なし）、作用は可逆的で約48時間継続する。
- **適応**：慢性動脈閉塞症における潰瘍、疼痛および冷感などの虚血による症状の改善。脳梗塞（心原性脳塞栓症を除く）発症後の再発抑制。
- **禁忌**：出血している患者、うっ血性心不全、シロスタゾール過敏症、妊婦。
- **配合禁忌**：なし。
- **作用**：血小板のホスホジエステラーゼⅢ（PDE Ⅲ）を特異的に阻害し、血小板内のcAMPが増加することで血小板の活性化を阻害する。また血管平滑筋のPDE Ⅲを阻害することでcAMPが増加し、血管が拡張する。
- **副作用**：うっ血性心不全、心筋梗塞、狭心症、動悸、頻脈、頭痛、頭重感、めまい、ほてり。
- **薬価**：口腔内崩壊錠（50mg41円、100mg76.6円）、散剤200mg/g（279.1円）。

投与管理のポイント

①作用・副作用の特徴：抗血小板作用・血管拡張作用を持ち、アスピリンと同程度の脳梗塞再発予防効果がある。血管拡張作用があるため、慢性動脈閉塞症においては第一選択薬である。また出血性合併症が少なく、脳出血リスクはアスピリンより明らかに少ないことが報告されて

いる。

②副作用の観察のポイント：血小板だけでなく、血管平滑筋や心筋のPDE Ⅲを阻害することによる副作用がある。血管平滑筋にはたらき血管を拡張させるため、頭痛やほてりが出現する。心筋にはたらくことにより心拍数が増加する。冠動脈狭窄を合併する患者では、心拍数増加により狭心症や心筋梗塞をきたす可能性がある。頭痛・動悸・胸痛などの訴えがないか、心拍数が上昇していないか、慎重に観察する。

③内服管理のポイント：ほかの内服抗血小板薬と異なり、抗血小板作用が可逆的である。効果継続は内服から48時間以内とされているため、忘れると作用が消失する。そのため、内服を忘れないよう患者を指導する。

くすこれ3ポイント!

1. アスピリンと同等の脳梗塞予防効果があり、出血の副作用は比較的少ない。
2. 動悸や頭痛の副作用が多く、心拍数増加に伴い急性冠症候群を起こすこともある。
3. 飲み忘れると効果がなくなる。

（田中優子）

18. 一般名 クロピドグレル

商品名：プラビックス®
ジェネリック名：クロピドグレル

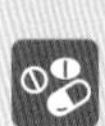

内服　プラビックス®錠

- **作用時間**：最高血中濃度到達時間は 1.9 時間、半減期は 6.9 時間。通常用量では効果発現まで 2〜3 日程度かかる（そのため投与開始時に高用量を用いることがある）。効果は不可逆的で血小板寿命である 7〜10 日間継続する。
- **適応**：虚血性脳血管障害（心原性脳塞栓症を除く）、経皮的冠動脈形成術（PCI）が適用される虚血性心疾患、末梢動脈疾患。
- **禁忌**：出血している患者、クロピドグレル過敏症。
- **配合禁忌**：セレキシパグ。
- **作用**：肝臓で代謝され血小板の ADP 受容体を不可逆的に遮断し、cAMP を増加させて血小板の活性化を阻害する。チクロピジンやプラスグレルと同様のチエノピリジン誘導体である。
- **副作用**：先に使用されていたチクロピジンに比較し、副作用が少ない。出血傾向、血栓性血小板減少性紫斑病、無顆粒球症、重篤な肝障害、黄疸、胃十二指腸潰瘍。
- **薬価**：25mg（68.9 円）、75mg（171.5 円）。

投与管理のポイント

①内服開始時の薬剤管理ポイント：肝臓で代謝されることにより活性化する「プロドラッグ」であり、通常用量（75mg）で開始すると、効果発現に 2〜3 日間を要する。効果発現を早めるため、高用量（300mg）で内服開始することもある。また効果は不可逆的であるため、血小板の寿命とされる 7〜10 日間は効果が持続する。内服開始後は出血などの副作用がないか観察が必要である。

②術前休薬期間：添付文書に手術の 14 日以上前には投与

を中止することが望ましいとの記載がある。きちんと休薬されているか確認する。

③クロピドグレル抵抗性と併用薬：クロピドグレルを代謝する肝のCYP2C19は遺伝子多型があり、CYP2C19の活性が低い患者では、抗血小板作用が減弱する。日本人の実に18～22.5%においてCYP2C19活性が低いという報告があり、これらの患者ではクロピドグレルの効果が期待できない。そのため血栓塞栓性合併症のリスクが高い処置（頭蓋内ステント留置など）の前には、VerifyNowシステム®などで血小板機能を測定し、抗血小板薬を調整することがある。

また胃・十二指腸潰瘍予防のために併用される頻度が高いプロトンポンプ阻害薬（PPI）であるが、ほとんどの薬剤において部分的にCYP2C19による代謝を受けており、クロピドグレルの効果を減弱させることがある。とくにCYP2C19の影響が大きいオメプラゾールは添付文書上併用注意とされている。

くすこれ 3 ポイント!

❶ 抗血小板作用の発現に2～3日が必要であるため、急性期には高用量で内服開始することがある。
❷ 手術・内視鏡治療を行う場合は10～14日以上前に投与を中止する。
❸ 抗血小板作用が弱い「クロピドグレル抵抗性」の患者が存在する。

（田中優子）

19. 一般名 チクロピジン

商品名：パナルジン®、チクロピジン塩酸塩、マイトジン®

内服　パナルジン®錠

- **作用時間**：最高血中濃度到達時間は2時間、半減期は1.6時間。「プロドラッグ」のため効果発現まで3日程度かかる。効果は不可逆的で、血小板寿命（7〜10日）の期間にわたり、作用が持続する。
- **適応**：血管手術および体外循環、慢性動脈閉塞症、虚血性脳血管障害（一過性脳虚血発作〔TIA〕、脳梗塞）、くも膜下出血術後の脳血管攣縮。
- **禁忌**：出血している患者、肝障害のある患者、白血球減少症の患者、チクロピジンによる白血球減少症の既往。チクロピジンに対する過敏症。
- **配合禁忌**：なし。
- **作用**：肝臓で代謝され血小板のADP受容体を不可逆的に遮断し、cAMPを増加させて血小板の活性化を阻害する。
- **副作用**：出血傾向（頭蓋内出血・消化管出血）、血栓性血小板減少性紫斑病（以下、TTP）、無顆粒球症、重篤な肝障害、再生不良性貧血を含む汎血球減少症。重大な副作用は、おもに投与開始後2カ月以内に発現、死亡報告もあり。
- **薬　価**：錠　剤 100mg（22.6円）、散　剤（10%）100mg/g（43.3円）。

投与管理のポイント

①薬剤の作用期間：肝臓で代謝されることにより活性化する「プロドラッグ」であり、効果発現に3日間を有する。また効果は不可逆的であるため、血小板の寿命とされる7〜10日間は効果が持続する。

②副作用早期発見のポイント：副作用が強く死亡例も報告

されたため、現在ではあまり使用されなくなった薬剤である。重大な副作用としては、TTP、無顆粒球症、重篤な肝障害などがあり、おもに投与開始後 2 カ月以内に発現する。投与開始後 2 カ月は原則 2 週に 1 回の血算・肝機能検査を行い、副作用が生じればただちに中止する。また投与開始 2 カ月以内は長期処方を避けることも添付文書に明記されている。内服開始直後の患者において、出血・感冒症状・黄疸などが出現していないかよく観察するようにし、定期的な受診・血液検査が必要であることを説明する。

③術前休薬期間：添付文書に手術の 10〜14 日前には投与を中止することと記載されている。きちんと休薬されているか確認する。

くすこれ 3 ポイント!

❶ 内服 3 日後より抗血小板作用が発現し、中止後 7〜10 日程度効果が継続する。

❷ クロピドグレルと同じチエノピリジン誘導体であるが、副作用が多いため、現在ではチクロピジンはほとんど処方されなくなった。

❸ 内視鏡的処置や手術の場合には、10〜14 日前に投与を中止する。

（田中優子）

20. 一般名 ファスジル

商品名：エリル®、ファスジル塩酸塩

点滴　ファスジル塩酸塩点滴静注液 30mg「KCC」

- **用法および用量**：通常、成人には、ファスジルとして1回30mg を 50〜100mL の電解質液または糖液で希釈し、1日2〜3回、約30分間かけて点滴静注する。本剤の投与は、くも膜下出血術後早期に開始し、2週間投与することが望ましい。
- **作用時間**：不明（半減期は約16分とされている）。
- **適応**：くも膜下出血術後の脳血管攣縮およびこれに伴う脳虚血症状の改善。
- **禁忌**：次の患者には投与しないこと。出血している患者、頭蓋内出血の可能性のある患者（出血した動脈瘤に対する十分な止血処置を術中に施すことができなかった患者）、低血圧の患者。
- **配合禁忌**：該当なし。
- **作用**：くも膜下出血では、血腫から放出されたさまざまな血液収縮物質が、血管平滑筋に存在するタンパクリン酸化酵素であるRho キナーゼを含む細胞内情報伝達系を異常に活性化させ、脳血管の過収縮をきたす。本薬剤はRho キナーゼを選択的に阻害することで、くも膜下出血術後の脳血管攣縮およびこれに伴う脳虚血症状を改善する。
- **副作用**：肝機能異常、頭蓋内出血、頭蓋外出血（消化管出血・肺出血・鼻出血・皮下出血）、ショック・低血圧、麻痺性イレウスなど。
- **薬価**：2,387円/管。

投与管理のポイント

①脳血管攣縮は、くも膜下出血発症後4〜14日目に発生する脳主幹動脈の可逆的狭窄であり、恒久的な脳虚血（脳梗塞）に至ってしまうと転帰を左右する重大な合併症の

1つである。脳血管攣縮に対してはさまざまな予防法・治療法が行われるが、わが国において薬物療法として承認されているのは本薬剤とオザグレルナトリウムのみである[1)]。本薬剤はくも膜下出血の再出血予防手術（脳動脈瘤に対する開頭クリッピング術・コイル塞栓術など）が完遂後にすみやかに開始し、好発時期の終わりである14日目を目安に投与を継続する。

②本剤の投与方法として、点滴静注する以外に、脳血管攣縮を起こした際の治療として動注療法がなされることがある。一般的な動注療法としては、マイクロカテーテルを攣縮血管近傍まで誘導し、ファスジル15～60mgをシリンジポンプを用いて20分程度で注入する。動注療法中は血圧低下にとくに注意が必要である。

③脳血管攣縮の予防は十分に確立しているとはいえず、本薬剤の投与にかかわらず症候性の脳血管攣縮の早期発見が重要である。

くすこれ3ポイント!

❶ くも膜下出血の合併症の1つである脳血管攣縮に対する予防・治療薬。再出血予防手術後より投与開始し、発症14日目まで点滴静注するのが一般的。

❷ 症候性の脳血管攣縮をきたした場合に、動注療法として使用されることもある。

❸ 脳血管攣縮の予防は確立しているとはいえず、本薬剤を投与しているからといって安心はできない。症候性の脳血管攣縮を早期発見できるよう、患者を注意深く観察することが重要。

（宮﨑雄一）

21. 一般名 低分子デキストラン

商品名：**低分子デキストラン糖注**

点滴　低分子デキストラン糖注

- **用法および用量**：通常成人1回500mLを静脈内注射する。最初の24時間の投与量は20mL/kg以下とする。血栓症の予防および治療として連続投与する時は、1日10mL/kg以下とし、5日以内とする。なお、年齢、体重、症状に応じて適宜増減する。
- **作用時間**：不明。
- **適応**：出血およびこれにより生じるショックの治療、手術時における輸血の節減、血栓症の予防および治療、外傷・熱傷・骨折など、および重症ショック時の末梢血行改善、体外循環。
- **禁忌**：うっ血性心不全のある患者、高乳酸血症の患者。
- **配合禁忌**：該当なし。
- **作用**：末梢循環血流改善作用（赤血球凝集解離作用、血液粘度低下作用）、血圧維持効果、血栓予防効果がある。
- **副作用**：ショック、急性腎不全、過敏症など。
- **薬価**：772円（500mL/1袋）。

投与管理のポイント

①多分子多糖類であるデキストランを加水分解して分子量を下げると安全に静脈内投与でき、おもに急性大量出血、外傷、熱傷における循環血液量の維持を目的とした代用血漿として開発された。さらに、平均分子量を約40,000まで下げた低分子デキストラン（デキストラン40）は血液内で赤血球凝集を阻害して血液粘稠度を低下させる作用も持ち合わせることが示され、脳梗塞のような血栓症の治療にも用いられるようになった。血行力学的機序の脳虚血に対しては循環血漿量の増加が有効には

たらくと考えられ、血栓性機序の脳虚血に対しては血液粘稠度を低下させる作用が有効と考えられる。ガイドラインではグレードC1と推奨度は低く治療の主役とはなりがたいが、"ちょっとしたスパイス"として抗血栓療法に添えるような使用法が一般的である。

②くも膜下出血後の脳血管攣縮に対する予防治療の1つ、triple H療　法（hypervolemia、hypertension、hemodilution）としても使用されることがある。ただしエビデンスには乏しく、現在は推奨はされていない。

③循環血漿量を増加させるため、うっ血性心不全に注意が必要である。その他、急性腎不全を起こすことが知られている。これは、糸球体毛細血管内の膠質浸透圧上昇による糸球体ろ過圧の低下、デキストランによる近位尿細管の空胞変性、また尿細管内液の粘稠度上昇による尿細管腔の閉塞等の機序が考えられている。

くすこれ3ポイント!

❶ おもに非塞栓性機序の脳梗塞に対して有効と考えられる血漿増量薬である。

❷ 脳神経外科領域におけるそのほかの投与方法として、くも膜下出血の合併症である脳血管攣縮に対する予防治療に使用されることがある。

❸ 投与後の心不全・腎不全に注意が必要である。

（宮﨑雄一）

22. 一般名 ニカルジピン

商品名：ペルジピン®、ニカルジピン

点滴　ペルジピン®注射液

内服

● **作用時間**：（注射薬）

・効果発現時間8.4 ± 6.5分（投与量0.5mg）、5.6 ± 1.7分（投与量1.0mg）。

・効果持続時間36.6 ± 26.6分（投与量0.5mg）、55.8 ± 56.4分（投与量1.0mg）。

● **適応**：高血圧緊急、急性心不全、手術時の異常高血圧の救急処置。

● **禁忌**：本剤の成分に対し過敏症の既往歴のある患者、急性心不全において、高度な大動脈弁狭窄・僧帽弁狭窄・肥大型閉塞性心筋症、低血圧、心原性ショックのある患者。

● **配合禁忌**：フロセミド、カンレノ酸カリウム、アミノフィリン、ブクラデシンナトリウム、リドカイン、イオヘキソール、イオパミドール、トラネキサム酸、カルバゾクロムスルホン酸、ヘパリンナトリウム、ウロキナーゼ、アルテプラーゼ、ホスホマイシン、セフォチアム、イミペネム、フロモキセフナトリウム、炭酸水素ナトリウム。

● **作用**：ジヒドロピリジン系カルシウム拮抗薬。血管平滑筋細胞中への Ca^{2+} の取り込みを抑制することにより、血管拡張作用を発揮する。

● **副作用**：麻痺性イレウス、低酸素血症、肺水腫、呼吸困難、狭心痛、血小板減少、肝機能障害、黄疸、頻脈、血圧低下、静脈炎。

● **薬価**：注射液（2mg163円、10mg269円、25mg643円）、錠剤（10mg9.2円、20mg13.1円）、散剤（35.1円/g）。

投与管理のポイント

- 持続点滴が基本だが、側管から1mLずつ静注したり、精密持続ポンプで早送りしたりすることがある。その際には、血圧がどれだけ下がったか、こまめにバイタルサインを確認する。
- 観察・ケアのポイント：患者によっては投与中に血管痛を訴えることもある。また、静脈炎を合併し、投与部位が腫脹することもある。点滴の漏れがないか注意して、もし異常があった場合には、医師に報告する。静脈炎予防のため希釈液を用いることもある。

くすこれ3ポイント!

❶ 早急に降圧が必要なときに使用する薬剤である。
❷ 原液または適宜希釈液を精密持続ポンプを用いて点滴の側管から投与する。
❸ 末梢ルートから投与する場合は、静脈炎の合併に注意が必要。

（山本司郎・山上　宏）

23. 一般名 ジルチアゼム

商品名：ヘルベッサー®、ジルチアゼム

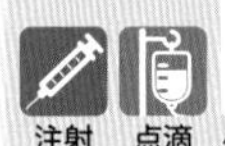
注射　点滴

ヘルベッサー®注射用

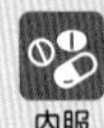
内服

- **作用時間**：効果発現時間 5 分（投与量 10mg）、最大効果 10 分（投与量 10mg）。
- **適応**：頻脈性不整脈（上室性）、高血圧性緊急症、不安定狭心症、手術時の異常高血圧の救急処置。
- **禁忌**：重篤な低血圧あるいは心原性ショックのある患者、2 度以上の房室ブロック、洞不全症候群（持続性の洞性徐脈〔50 拍 / 分未満〕、洞停止、洞房ブロックなど）のある患者、重篤なうっ血性心不全の患者、重篤な心筋症のある患者、本剤の成分に対し過敏症の既往歴のある患者、妊婦または妊娠している可能性のある婦人。
- **配合禁忌**：アスナプレビル、イバブラジン、ロミタピドメシル酸。
- **作用**：ベンゾジアゼピン系カルシウム拮抗薬。末梢血管、冠血管などの血管平滑筋および房室結節において、細胞内への Ca^{2+} 流入を抑制することにより、血管拡張作用および房室結節伝導時間の延長作用を示す。
- **副作用**：徐脈、血圧低下、1 度房室ブロック、2 度房室ブロック、房室性接合部調律、完全房室ブロック、心停止、うっ血性心不全。
- **薬価**：注射液（10mg276 円、50mg810 円、250mg2,590 円）、錠剤（30mg10.7 円 / 錠、60mg15.3 円 / 錠）、カプセル（100mg25 円 / カプセル、200mg51.5 円 / カプセル）。

投与管理のポイント

- ニカルジピンと比べて降圧効果は弱い、心拍抑制作用がある。したがって、頻脈性心房細動を有する脳血管障害などでは、降圧とともに頻脈をコントロールすることができ一石二鳥である。
- 観察・ケアのポイント：脈拍が下がりすぎて徐脈を呈することがあるので、心電図モニターをこまめに観察する。また、心機能が低下している場合、心不全が増悪することもあるので、呼吸症状や血中酸素飽和度の低下がないか観察する。

くすこれ3ポイント!

❶ 降圧作用に加えて、心拍抑制作用があるので、高血圧と頻脈との両方をコントロールしたいときに有用。
❷ 冠動脈拡張作用があり、狭心症の治療にも使われる。
❸ 心機能が低下している場合、心不全が悪化する可能性があり、注意が必要。

（山本司郎・山上　宏）

24. 一般名 ニトログリセリン

商品名：ミリスロール®注、ニトロペン®舌下錠、ミリステープ®、ミオコール®スプレー、ニトログリセリン注、ニトログリセリンテープ

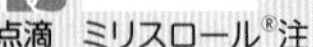
点滴 ミリスロール®注

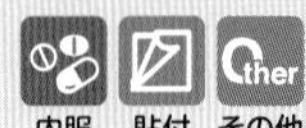

内服 貼付 その他

- **作用時間**：効果発現は数分。
- **適応**：急性心不全、不安定狭心症、手術時の低血圧維持、手術時の異常高血圧の救急処置。
- **禁忌**：硝酸・亜硝酸エステル系薬剤に対し過敏症の既往歴のある患者、閉塞隅角緑内障の患者、高度な貧血のある患者、ホスホジエステラーゼ５阻害作用を有する薬剤（シルデナフィルクエン酸、バルデナフィル、タダラフィル）、またはグアニル酸シクラーゼ刺激作用を有する薬剤（リオシグアト）を投与中の患者。
- **配合禁忌**：ホスホジエステラーゼ５阻害作用を有する薬剤、グアニル酸シクラーゼ刺激作用を有する薬剤。
- **作用**：ニトロ化合物は、代謝されると一酸化窒素（NO）を遊離する。NO は血管平滑筋に存在する可溶性グアニル酸シクラーゼを活性化し、細胞内のサイクリック GMP（cGMP）を産生し、筋小胞体の Ca^{2+}ポンプを活性化して細胞内の Ca^{2+}濃度を低下させ、血管平滑筋を弛緩させる。ニトロ化合物による血管弛緩作用は静脈に対しても強くはたらき、心臓への静脈還流量が減少するので心臓に対する前負荷が軽減される。動脈拡張に基づく後負荷軽減作用も現す。また、主として太い冠動脈を拡張させるので、側副血行路を流れる血流が増加し、虚血部への酸素供給が増加する。
- **副作用**：急激な血圧低下、心拍出量低下、頻脈、不整脈、メトヘモグロビン血症、動脈血酸素分圧低下、頭痛、悪心、嘔吐、

乏尿、代謝性アシドーシス、脳浮腫。

- **薬 価**：ミリスロール®注（1mg88円、5mg274円、25mg1,139円、50mg1,891円）、ニトロペン®舌下錠12.6円、ミリステープ®40.1円、ミオコールスプレー1,591.9円。

投与管理のポイント

- 急性心不全や不安定狭心症に対して、持続点滴で使用される。また、胸痛時の頓用薬として、舌下錠、舌下スプレー、貼付薬が使用される。
- 観察・ケアのポイント：投与後に血圧が急激に低下することがあるので、血圧をモニタリングする。また、投与前にすでに低血圧が見られる場合は、投与の可否について医師に相談する。

くすこれ3ポイント！

① 血管拡張作用があり、降圧効果を有する薬剤であり、急性心不全や不安定狭心症の治療に使用される。
② 注射薬は塩化ビニル製の輸液セットに吸着するので、吸着しないガラス製、ポリエチレン製、ポリプロピレン製の器具を使用する。
③ 注射薬のほか、舌下錠、舌下スプレー、貼付薬がよく使用される。

（山本司郎・山上　宏）

25. 一般名 ニトロプルシドナトリウム

商品名：ニトプロ®

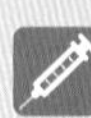

注射　ニトプロ®持続静注液

- **作用時間**：30〜40秒で効果発現がみられ1〜4分で最大効果。
- **適応**：手術時の低血圧維持、手術時の異常高血圧の救急処置。
- **禁忌**：脳に高度な循環障害のある患者、甲状腺機能不全の患者、レーベル病、たばこ弱視あるいはビタミンB_{12}欠乏症の患者、重篤な肝機能障害のある患者、重篤な腎機能障害のある患者、高度な貧血の患者、ホスホジエステラーゼ5阻害作用を有する薬剤（シルデナフィルクエン酸、バルデナフィル、タダラフィル）、またはグアニル酸シクラーゼ刺激作用を有する薬剤（リオシグアト）を投与中の患者。
- **配合禁忌**：ホスホジエステラーゼ5阻害作用を有する薬剤、グアニル酸シクラーゼ刺激作用を有する薬剤。
- **作用**：ニトロプルシドナトリウム（SNP）より遊離したNOがグアニル酸シクラーゼを活性化させてcGMPを産生し、これが筋小胞体のCa^{2+}ポンプを活性化して細胞内のCa^{2+}濃度を低下させ、血管平滑筋を弛緩させる。
- **副作用**：過度の低血圧、急激な血圧上昇などのリバウンド現象、頻脈、不整脈、心電図異常、血中酸素飽和度低下、肝機能検査異常、代謝性アシドーシス。
- **薬価**：6mg（676円）、30mg（2,785円）。

投与管理のポイント

- 投与開始後、過度の低血圧が急激に現れることがあるので、必ず血圧を連続的にモニタリングする。投与中止によりリバウンド現象がみられ、投与前よりも血圧が高くなることもあるので注意する。過量投与によりシアン中毒が現れることがある。シアン中毒によりミトコンドリア機能が障害され、嫌気性代謝が亢進すると、代謝性アシドーシスとなる。血圧・心拍数・心電図・血液ガスを確認する。

くすこれ3ポイント!

❶ 血管拡張作用があり、降圧効果を有する薬剤で、急性心不全の治療薬として用いられる。
❷ ニトログリセリンと比べて、より短時間で強力な降圧効果が得られる。
❸ 過量投与によりシアン中毒が現れることがある。

（山本司郎・山上　宏）

26. 一般名 アルプロスタジル

商品名：プロスタンディン®、リプル®、アルプロスタジル、アピスタンディン®、パルクス®

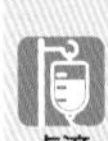

点滴　プロスタンディン®点滴静注用 500μg

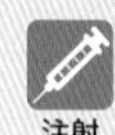

注射

● **作用時間**：効果発現は 2.5 分。

● **適応**：

・手術時の低血圧維持（高血圧症または軽度の虚血性心疾患を合併する場合）、手術時の異常高血圧の緊急処置（500 μ g）。

・動脈内投与：慢性動脈閉塞症（バージャー病、閉塞性動脈硬化症）における四肢潰瘍ならびに安静時疼痛の改善（20 μ g）。

・静脈内投与：振動病における末梢血行障害に伴う自覚症状の改善ならびに末梢循環・神経・運動機能の回復。血行再建術後の血流維持、動脈内投与が不適と判断される慢性動脈閉塞症（バージャー病、閉塞性動脈硬化症）における四肢潰瘍ならびに安静時疼痛の改善、動脈管依存性先天性心疾患における動脈管の開存（20 μ g）。

・陰茎海綿体内投与：勃起障害の診断（20 μ g）。

● **禁忌**：重症の動脈硬化症および心あるいは脳に高度な循環障害のある患者、重症の肝疾患、腎疾患のある患者、非代償性の高度の出血、ショック状態および呼吸不全の患者、未治療の貧血患者、妊婦または妊娠している可能性のある婦人、本剤の成分に対し過敏症の既往歴のある患者。

● **配合禁忌**：なし

● **作用**：プロスタグランディン E_1（PGE_1）は血管平滑筋弛緩作用を有し血流量を増加させ、さらに、血小板凝集抑制作用を示し、慢性動脈閉塞症、振動病、および血行再建時に効果がある。また、PGE_1 は動脈管拡張作用を有し、動脈管依存性先天性心疾患における動脈管の開存に有効である。陰茎海綿体平滑筋弛緩作用があり、勃起障害の診断に有用である。さらに、PGE_1はすみやかな血圧下降作用を示すとともに重要臓器の血流を維持することから、外科手術時の低血圧維持に有用である。

- **副作用**：ショック、アナフィラキシー、心不全、肺水腫、脳出血、消化管出血、心筋梗塞、無顆粒球症、白血球減少、肝機能障害、黄疸、間質性肺炎、無呼吸発作、静脈炎、心電図異常、頻脈、低血圧、不整脈、血中酸素飽和度低下、尿量減少。
- **薬価**：注射液500 μg（10,579円）、20 μg（787円）。

投与管理のポイント

- 投与開始後、過度の低血圧が現れることがあるので、必ず血圧をモニタリングする。
- 患者支援・ケアのポイント：患者によっては投与中に血管痛を訴えられることもある。また、静脈炎を合併し、投与部位が腫脹することもある。点滴の漏れがないか注意して、もし異常があった場合には、医師に報告する。

くすこれ 3 ポイント!

❶ 500 μg製剤は、手術時の低血圧維持に使用される。末梢血管拡張作用があり、臓器への血流を維持する効果を有する。
❷ ただし、重症の動脈硬化症および脳に高度な循環障害のある患者では禁忌とされている。
❸ 20 μg製剤は、おもに閉塞性動脈硬化症やバージャー病の血流改善目的で使用される。

（山本司郎・山上　宏）

27. 一般名 ニフェジピン

商品名：アダラート®、ニフェジピン、セパミット®、ヘルラート®

内服　アダラート®カプセル

● **作用時間**：
・アダラート®カプセル：作用発現時間 30 分以内、作用持続時間 6 時間。
・アダラート®L：作用発現時間 0.5～1 時間、作用持続時間 12 時間。
・アダラート®CR：作用持続時間 24 時間。

● **適応**：高血圧症、腎実質性高血圧症、腎血管性高血圧症、狭心症、異型狭心症。

● **禁忌**：本剤の成分に対し過敏症の既往歴のある患者、妊娠（妊娠 20 週未満）または妊娠している可能性のある婦人、心原性ショックの患者。

● **併用禁忌**：なし。

● **作用**：ジヒドロピリジン系カルシウム拮抗薬。血管平滑筋細胞中への Ca^{2+} の取り込みを抑制することにより、血管拡張作用を発揮する。

● **副作用**：紅皮症（剥脱性皮膚炎）、無顆粒球症、血小板減少、肝機能障害、腎機能障害、顔面潮紅、血圧低下、浮腫。

● **薬価**：アダラート®カプセル（5mg12.2 円 / 錠、10mg13.1 円 / 錠）、アダラート®L（10mg13.6 円 / 錠、20mg14.2 円 / 錠）、アダラート®CR（10mg13.5 円 / 錠、20mg23.5 円 / 錠、40mg44.8 円 / 錠）。

投与管理のポイント

● 降圧作用が強いので、飲み始めたときにふらつき・のぼせなどの症状を訴えることがある。血圧が下がり過ぎていないか確認する。

- 観察・アセスメントポイント：強い血管拡張作用があり、副作用として下腿浮腫が現れることがある。脚のむくみの原因であることもあるので、覚えておくこと。
- 患者支援・ケアポイント：グレープフルーツジュースと併用すると血中濃度が高くなり、薬の作用が強くなるため、グレープフルーツジュースとの同時服用をしないように指導する。

くすこれ 3 ポイント!

❶ 代表的なカルシウム拮抗薬で、強い降圧作用がある。
❷ カプセルは即効性があるが、作用時間が短く、1日3回内服。L錠（Long acting）は長時間作用を有し、1日2回 内 服。CR錠（controlled release）は徐放剤でもっとも作用時間が長く、1日1回内服でも有効。ただし、降圧効果が不十分な場合には1日2回内服する。
❸ 副作用として、下腿浮腫がみられることがある。

Topics

以前、高血圧緊急症に対して、アダラート®カプセルの舌下投与が行われることがあった。アダラート®カプセルは中身が液状になっていて、噛み砕くと口腔内で吸収され、急激に血圧が下がる。しかし、副作用としてショックを起こしたり、脳卒中急性期では神経症状が悪化したりすることがあったため、中止するように勧告された。

（山本司郎・山上　宏）

28. 一般名 アムロジピン

商品名：アムロジン®、ノルバスク®、アムロジピン

内服 アムロジン®錠

- **作用時間**：緩徐に作用する。作用持続時間 23 時間。
- **適応**：高血圧症、狭心症。
- **禁忌**：妊娠または妊娠している可能性のある婦人、ジヒドロピリジン系化合物に対し過敏症の既往歴のある患者。
- **併用禁忌**：なし。
- **作用**：ジヒドロピリジン系カルシウム拮抗薬。血管平滑筋細胞中への Ca^{2+} の取り込みを抑制することにより、血管拡張作用を発揮する。
- **副作用**：劇症肝炎、肝機能障害、黄疸、無顆粒球症、白血球減少、血小板減少、房室ブロック、横紋筋融解症、浮腫、ほてり、動機、血圧低下、めまい、ふらつき、頭痛、悪心、嘔吐、発疹、全身倦怠感。
- **薬 価**：アムロジン®（2.5mg21.4 円 / 錠、5mg38 円 / 錠、10mg58.6 円 / 錠）、ノルバスク®（2.5mg21.9 円 / 錠、5mg38 円 / 錠、10mg60.1 円 / 錠）。

投与管理のポイント

- アムロジピン 2.5mg を朝食後に服用してもらい、家庭血圧を記録してもらう。降圧作用によるふらつきや血管拡張作用によるのぼせに注意。2 週間経過をみて、効果が不十分な場合は 5mg へ増量する。
- 降圧作用が強いので、飲み始めたときにふらつき・のぼせなどの症状を訴えることがある。血圧が下がり過ぎていないか確認する。
- 観察・アセスメントポイント：強い血管拡張作用があり、副作用として下腿浮腫が現れることがある。脚のむくみ

の原因であることもあるので、覚えておく。

- 患者支援・ケアポイント：グレープフルーツジュースと併用すると血中濃度が高くなり、薬の作用が強くなるので、グレープフルーツジュースとの同時服用をしないように指導する。

くすこれ3ポイント！

1. 代表的なカルシウム拮抗薬で、もっともよく使用される。ニフェジピンと比べて緩徐に作用し、長い持続効果を有する。
2. 合剤としても使用されている。
3. 副作用として、下腿浮腫がみられることがある。

Topics

アムロジピンの代表的な合剤を下記に示す。

アイミクス®＝アムロジピン＋イルベサルタン（後発品：イルアミクス®）
エックスフォージ®＝アムロジピン＋バルサルタン（後発品：アムバロ®）
カデュエット®＝アムロジピン＋アトルバスタチン（後発品：アマルエット®）
ザクラス®＝アムロジピン＋アジルサルタン
ミカムロ®＝アムロジピン＋テルミサルタン（後発品：テラムロ®）
ミカトリオ®＝アムロジピン＋テルミサルタン＋ヒドロクロロチアジド
ユニシア®＝アムロジピン＋カンデサルタン（後発品：カムシア®）

（山本司郎・山上　宏）

29. 一般名 硝酸イソソルビド

商品名：ニトロール®、フランドル®、硝酸イソソルビド

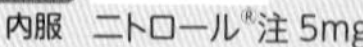

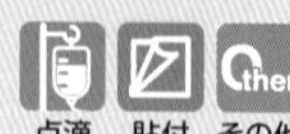

- **作用時間**：効果発現は5分、効果持続時間は60分。
- **適応**：急性心不全、不安定狭心症、冠動脈造影時の冠攣縮寛解。
- **禁忌**：重篤な低血圧または心原性ショックのある患者、Eisenmenger症候群または原発性肺高血圧症の患者、右室梗塞の患者、脱水症状のある患者、硝酸・亜硝酸エステル系薬剤に対し過敏症の既往歴のある患者、神経循環無力症の患者、閉塞隅角緑内障の患者、硝酸・亜硝酸エステル系薬物に対し過敏症の既往歴のある患者、頭部外傷または脳出血のある患者、ホスホジエステラーゼ5阻害作用を有する薬剤（シルデナフィルクエン酸、バルデナフィル、タダラフィル）またはグアニル酸シクラーゼ刺激作用を有する薬剤（リオシグアト）を投与中の患者。
- **配合禁忌**：ホスホジエステラーゼ5阻害作用を有する薬剤、グアニル酸シクラーゼ刺激作用を有する薬剤。
- **作用**：硝酸イソソルビドは生体内で代謝されて一酸化窒素（NO）を生成する。NOは平滑筋細胞内でグアニル酸シクラーゼを活性化してcGMPを産生し、血管平滑筋を弛緩させる。
- **副作用**：ショック、心室細動、心房頻拍、血圧低下、めまい、動悸、四肢浮腫、心拍出量低下、頭痛、悪心、嘔吐、動脈血酸素分圧の低下、肝機能障害。
- **薬価**：ニトロール®注（5mg293円、25mg869円）、ニトロール®錠（5mg9.8円）、ニトロール®Rカプセル（20mg13円）、ニトロール®スプレー（1,178.6円）、フランドル®錠（20mg13.2円）、フランドル®テープ（40mg62.7円）。

投与管理のポイント

- 急性心不全や不安定狭心症に対して、持続点滴で使用される。降圧作用は弱めなので、血圧が低い患者には、ニトログリセリンよりも硝酸イソソルビドが好まれる。
- 観察・ケアのポイント：投与後に血圧が急激に低下することがあるので、血圧をモニタリングする。また、投与前にすでに低血圧がみられる場合は、投与の可否について医師に相談する。

くすこれ 3 ポイント!

① 血管拡張作用があり、降圧効果を有する薬剤であり、急性心不全や不安定狭心症の治療に使用される。
② 注射薬は塩化ビニル製の輸液セットに吸着するので、吸着しないガラス製、ポリエチレン製、ポリプロピレン製の器具を使用する。
③ ニトログリセリンと比べて、作用発現時間が長いが、持続時間も長い。また、降圧作用は弱い。

（山本司郎・山上　宏）

30. 一般名 ノルアドレナリン

商品名：ノルアドリナリン®

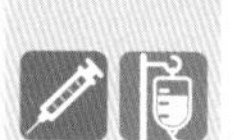

注射　点滴　ノルアドリナリン®注 1mg

- **作用時間**：投与中止後 1〜2 分以内で効果が消失。
- **適応**：各種疾患に伴う急性低血圧またはショック時の補助治療（心筋梗塞によるショック、敗血症性ショック、アナフィラキシー性ショック、循環血液量低下を伴う急性低血圧ないしショック、全身麻酔時の急性低血圧など）。
- **禁忌**：ハロゲン含有吸入麻酔薬投与中の患者、ほかのカテコールアミン製剤投与中の患者。心室性頻拍のある患者。
- **併用禁忌**：ハロゲン含有吸入麻酔薬、ほかのカテコールアミン製剤。
- **作用**：ノルアドレナリンは、アドレナリンとほぼ同等の強さのβ_1作用およびそれより若干弱いα作用を現すが、β_2作用はほとんど起こさない。血管平滑筋のα_1受容体刺激により、脳血管、冠動脈以外のすべての血管平滑筋が収縮し、血圧が上昇する。また、心臓のβ_1受容体刺激により、心筋の収縮力が増強し、心拍数は増加するが、平均血圧が上昇すると反射性の心拍数の減少が起こる。
- **副作用**：徐脈、心悸亢進、胸内苦悶、血圧異常上昇、呼吸困難、頭痛、めまい、不安、振戦、悪心、嘔吐、心拍出量減少、脳出血、肺水腫、羞明。
- **薬価**：ノルアドリナリン®注（1mg/1mL94 円）。

投与管理のポイント

- 投与量の目安は、0.05～0.5 μg/kg/分。
- 使用例）体重50kgの患者。ノルアドレナリン2A（2mg/2mL）＋ 生食18mLを1.5mL/時（0.05 μg/kg/分）で開始。
- 観察・ケアのポイント：血圧が上がりすぎないか、モニターをこまめに確認する。血管外に漏出した場合、皮膚が壊死することもあるので、点滴漏れがないか注意する。

くすこれ 3 ポイント!

❶ ショックに対して、通常、精密持続ポンプを用いて、生食もしくは5%ブドウ糖液に溶解して静脈投与を行う。
❷ とくに敗血症性ショックにおいては、第一選択の昇圧薬。
❸ 皮下注（成人1回0.1～1mg）として使用されることもある。

（山本司郎・山上　宏）

31. 一般名 ドパミン

商品名：イノバン®、ドパミン

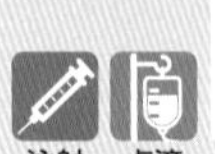

- **作用時間**：作用発現時間：投与開始5分以内、作用持続時間：投与終了10分以下。
- **適応**：

・急性循環不全（心原性ショック、出血性ショック）。

・次のような急性循環不全状態：無尿、乏尿や利尿薬で利尿が得られない状態、脈拍数の増加した状態、ほかの強心・昇圧薬により副作用が認められたり、好ましい反応が得られない。

- **禁忌**：褐色細胞腫。
- **併用禁忌**：なし。
- **作用**：ノルアドレナリンの前駆体であり、ドパミン受容体をはじめβ_1、β_2およびα受容体に対して刺激作用を有する。低用量のドパミンは血管平滑筋にあるD1ドパミン受容体に直接はたらき、細胞内cAMP量を増加させ、血管拡張を起こす。とくに、腎動脈、腸間膜動脈には固有のドパミン受容体があり、ドパミンは低濃度でそれらを刺激し血管を拡張し血流量を増やし、さらに糸球体濾過を増大させてNa^+利尿を起こす。中用量のドパミンは主として交感神経終末からのノルアドレナリン遊離を介する間接作用により、心収縮力、心拍出量を増加させる。高用量のドパミンは、血管のα_1受容体を刺激し、血圧を上昇させる。
- **副作用**：麻痺性イレウス、四肢冷感、末梢の虚血、頻脈、悪心、嘔吐、腹部膨満、腹痛、静脈炎、注射部位の変性壊死。
- **薬価**：イノバン®注（0.1%シリンジ683円、0.3%シリンジ1,002円、0.6%シリンジ1,792円）。

投与管理のポイント

- 循環維持を目的とした一般的な初期投与量は、3～5 μg/kg/ 分である。最大 20 μ g/kg/ 分まで増量することができる。8～10 μ g/kg/ 分以上では、血管抵抗の上昇が強くなるので、ほかの薬剤との併用を考慮する。
- 観察・ケアのポイント：血圧が上がりすぎないか、頻脈になり過ぎないかモニターをこまめに確認する。血管外に漏出した場合、皮膚が壊死することもあるので、点滴漏れがないか注意する。

くすこれ 3 ポイント!

❶ 血圧低下・循環不全に対してよく使用される昇圧薬。
❷ シリンジポンプを用いて、静脈投与を行う。
❸ 低用量では、腎血流増加作用があり、尿量が増える。高用量になると、心拍数が増加し、頻脈となることがある。

（山本司郎・山上　宏）

32. 一般名 エフェドリン

商品名：エフェドリン

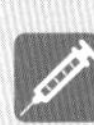

注射　エフェドリン「ナガヰ」注射液 40mg

- **作用時間**：作用発現時間：1～2 分、作用持続時間：10～15 分。
- **適応**：麻酔時の血圧低下。次の疾患に伴う咳嗽：気管支喘息、喘息性気管支炎、感冒、急性気管支炎、慢性気管支炎、肺結核、上気道炎。鼻粘膜の充血、腫脹。
- **禁忌**：カテコールアミン投与中の患者。心室細動、心室頻拍、冠攣縮またはその既往歴のある患者。
- **併用禁忌**：カテコールアミン（アドレナリン、ボスミン®、イソプレナリン、プロタノール®、ドパミンなど）。
- **作用**：αおよびβアドレナリン受容体刺激作用を有する。また、α・β受容体への直接作用のほか、交感神経の節後神経終末に存在するシナプス小胞に取り込まれ、神経終末からノルアドレナリンの遊離を増強させる間接作用も有する。
- **副作用**：心室細動、心室頻拍、冠攣縮、血清カリウム値の低下、心悸亢進、血圧上昇、心電図異常、頭痛、頭重、振戦、不眠、めまい、発汗、神経過敏、悪心、嘔吐、食欲不振、排尿困難、発疹、不安、幻覚、妄想を伴う精神症状、口渇。
- **薬価**：エフェドリン注射液（40mg94 円）。

投与管理のポイント

- 頚動脈ステント留置術の治療中にみられる徐脈・低血圧症候群に対して使用されることがある。後述するエホチール®と使い方がよく似ているが、エフェドリンは、心拍数を上昇させる作用が強い分、徐脈・低血圧症候群に対して有効と考えられる。
- 投与例：エフェドリン 1A（40mg/1mL）＋生食 9mL

を 1mL ずつ静注。

●観察・ケアのポイント：血圧が上がりすぎないか、頻脈になりすぎないかモニターをこまめに確認する。

くすこれ 3 ポイント!

❶ 血圧低下に対してよく使用される昇圧薬。
❷ 単回静注で使用する。
❸ 気管支拡張作用もあり、喘息に対しても使用される。

Topics エフェドリンの歴史

エフェドリンは日本人である長井長義によって、1885（明治 18）年に麻黄から抽出された。その後、陳克恢と CaLf F. Schmnidt により、その薬効が報告されている。しかし、その原料である麻黄はユーラシア、北アフリカ、南北アメリカに生育する常緑木で、古くから東洋・西洋において生薬として用いられており、3000 年以上前の遺跡からも発見されている。中国最古の生薬の書である『神農本草経』にもその薬効が記載されており、現在知られているエフェドリンの薬効と類似しているのは驚きである。ちなみに商品名の「ナガヰ」は長井先生を記念して付けられている。

（山本司郎・山上　宏）

33. 一般名 フェニレフリン

商品名：ネオシネジンコーワ

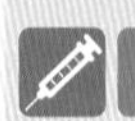
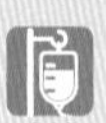

注射　点滴　ネオシネジンコーワ注

- **作用時間**：作用発現時間：5 分、作用持続時間：10～15 分で最高値、50～60 分で効果消失。
- **適応**：各種疾患もしくは状態に伴う急性低血圧またはショック時の補助治療、発作性上室頻拍、局所麻酔時の作用延長。
- **禁忌**：本剤の成分に対し過敏症の既往歴のある患者、心室性頻拍のある患者。
- **併用禁忌**：なし。
- **作用**：選択的 α_1 受容体刺激作用を有する。構造的にはアドレナリンのパラ位の水酸基を除いた化合物で、アドレナリンに似た作用を示すが、アドレナリンやノルアドレナリンと比べて強力な血管収縮作用があるが、心臓に対する作用は弱い。
- **副作用**：胸内苦悶、呼吸困難、頭痛、悪心、嘔吐、手足のしびれ感、手足のふるえ感、発疹、心悸亢進、徐脈、血圧異常上昇。
- **薬価**：ネオシネジンコーワ注（1mg/1mL59 円、5mg/1mL59 円）。

投与管理のポイント

- 皮下注・筋注：1回2～5mgを皮下注・筋注。10～15分おきに投与。
- 静注：フェニレフリン1mg/1mL＋生食9mLを1～2mLずつ静注。10～15分おきに投与。
- 観察・ケアのポイント：血圧が上がりすぎないか、モニターをこまめに確認する。

くすこれ3ポイント!

❶ 血圧低下に対して使用される昇圧薬で、皮下注・筋注もしくは静注で投与。

❷ 選択的α_1受容体刺激作用があり、強力な血管収縮作用があるが、心臓に対する作用は弱い。

❸ 発作性上室頻拍や局所麻酔時の作用延長に対して使用されることもある。

（山本司郎・山上　宏）

34. 一般名 ドブタミン

商品名：ドブトレックス®、ドブタミン

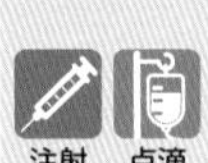

注射　点滴　ドブトレックス®注射液 100mg

- **作用時間**：10〜15 分で血中濃度はプラトーに達する。投与終了後、血中濃度半減期は 3〜4 分。
- **適応**：急性循環不全における心収縮力増強、心エコー図検査における負荷。
- **禁忌**：肥大型心筋症の患者。ドブタミンに対し過敏症の既往歴のある患者。急性心筋梗塞後早期の患者。不安定狭心症の患者。左冠動脈主幹部狭窄のある患者。重症心不全の患者。重症の頻拍性不整脈のある患者。急性の心膜炎、心筋炎、心内膜炎の患者。大動脈解離などの重篤な血管病変のある患者。コントロール不良の高血圧症の患者。褐色細胞腫の患者。高度な伝導障害のある患者。心室充満の障害（収縮性心膜炎、心タンポナーデなど）のある患者。循環血液量減少症の患者。
- **併用禁忌**：なし。
- **作用**：心筋の β_1 受容体に直接作用し心収縮力を増強する。ほかのカテコールアミン剤（ドパミン、イソプロテレノール、ノルアドレナリン）と同等の心筋収縮力増強作用をあらわす用量で、心拍数増加作用、催不整脈作用および血管に対する作用はいずれもほかのカテコールアミン剤よりも弱い。
- **副作用**：心停止、心室頻拍、心室細動、心筋梗塞、ストレス心筋症、不整脈、血圧低下、過度の血圧上昇、動悸、胸部不快感、狭心痛、前胸部熱感、息切れ、悪心、嘔吐、注射部位の発赤、腫脹、血清カリウムの低下、頭痛、発疹、好酸球増多。
- **薬価**：ドブトレックス®注(100mg/5mL544 円)、ドブトレックス®キット(200mg/200mL 2,108 円、600mg/200mL4,222 円)。

投与管理のポイント

- 投与量の目安は、1～5μg/kg/分だが、20μg/kg/分まで増量することができる。
- 投与例：体重50kg、ドブトレックス®キット600mg/200mL5.0mL/時（5μg/kg/分）
- 観察・ケアのポイント：血圧が上がりすぎないか、モニターをこまめに確認する。

くすこれ 3 ポイント!

❶ 血圧低下に対して使用される昇圧薬で、持続静注で投与。

❷ 心筋β_1受容体に作用し心収縮力を増強する。血管を収縮させる作用は弱いため、末梢の循環を保持することができる。

❸ 検査でも使用される薬剤。ドブタミン負荷心エコー検査により、心臓の機能的評価を行うことができる。

（山本司郎・山上　宏）

35. 一般名 エチレフリン

商品名：エホチール®

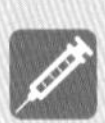

注射　エホチール®注 10mg

- **作用時間**：（静脈投与）作用発現：1～3 分、血中濃度半減期：約 2 時間。
- **適応**：起立性低血圧、各種疾患もしくは状態に伴う急性低血圧またはショック時の補助治療。
- **禁忌**：本剤の成分に対し過敏症の既往歴のある患者、心室性頻拍のある患者。
- **併用禁忌**：なし。
- **作用**：α_1およびβ_1アドレナリン受容体刺激作用を有する。心拍出量を増大させて血圧を上昇させる。心拍数への影響は少ない。末梢血管抵抗を減弱して循環を改善させる。
- **副作用**：心悸亢進、胸内苦悶、徐脈、血圧異常上昇、呼吸困難、頭痛、不眠、振戦、発疹。
- **薬価**：エホチール®注（10mg/1mL59 円）。

投与管理のポイント

- 投与例：エホチール®1A（1mg/1mL）＋生食9mLを2mLずつ静注。エホチール®1回0.2～1.0mLを皮下注・筋注。
- 観察・ケアのポイント：血圧が上がりすぎないか、モニターをこまめに確認する。

くすこれ3ポイント!

❶ 血圧低下に対して使用される昇圧薬で、単回静注する。
❷ 皮下注・筋注でも投与できる。
❸ 心拍数への影響は少ないが、頻脈・徐脈ともみられることがある。

（山本司郎・山上　宏）

36. 一般名 インターフェロンベータ

商品名：フエロン®

点滴　フエロン®注射用

- **効果が出るまでの時間・作用時間：**
  - ・点滴静脈内投与：二相性で指数関数的に減少し初期相半減期は15〜43分であり、後期相半減期は5.7〜18.1時間。
  - ・髄腔内投与：3×10^6IUを髄腔内に投与したとき、髄液中には12時間後約10^3IU/mL、48時間後にも約10^2IU/mLの力価が認められ、また血清中にもわずかに検出された。
- **適応：**膠芽腫、髄芽腫、星細胞腫、皮膚悪性黒色腫、HBe抗原陽性でかつDNAポリメラーゼ陽性のB型慢性活動性肝炎のウイルス血症の改善、C型慢性肝炎におけるウイルス血症の改善など。
- **禁忌：**自己免疫性肝炎の患者、小柴胡湯を投与中の患者、本剤の成分およびウシ由来物質に対し、過敏症の既往歴のある患者。ワクチンなど生物学的製剤に対し、過敏症の既往歴のある患者。
- **併用・配合禁忌：**小柴胡湯。
- **作用：**腫瘍細胞表面に結合し、その増殖を抑制する直接作用と、宿主を介して抗腫瘍免疫能を活性化することにより、腫瘍の増殖を抑制する間接作用とが考えられている。
- **副作用：**発熱（72.4%）、悪寒、全身倦怠感、頭痛・頭重、骨髄抑制。まれな副作用として間質性肺炎、うつ状態、躁状態、糖尿病、網膜症。
- **薬価：**フエロン®注射用100万（7,152円/瓶）、フエロン®注射用300万（17,698円/瓶）。

投与管理のポイント

①発熱は72.4%の患者で起こるため、解熱剤を使用して対処する。使用を続けていくと 徐々に発熱の副作用は治ま

っていくことが多い。

②膠芽腫に対する用法・用量と皮膚悪性黒色腫、C 型肝炎などに対する用法・用量はそれぞれ違うので注意が必要。膠芽腫に対しては、1 日 100 万〜600 万国際単位を髄腔内（腫瘍内を含む）投与もしくは点滴静注する。

③日本脳腫瘍学会が行った大規模臨床試験 JCOG0911：「初発膠芽腫に対するインターフェロンベータ＋テモゾロミド併用化学放射線療法のランダム化第Ⅱ相試験」にて、初発膠芽腫に対するインターフェロンベータの有効性が示されなかった。そのため『脳腫瘍ガイドライン 2019 年版』では成人初発膠芽腫に対して、放射線・テモゾロミド療法へのインターフェロンベータの併用投与は行わない〔推奨グレード C2〕となっている。副作用によるデメリットのほうがメリットを上回る結果であったため、最近は使用することはほとんどなくなっている。再発症例では使用が考慮される場合もある。

くすこれ 3 ポイント!

❶ 発熱は大部分の患者で起こる。解熱剤で発熱に対応する。

❷ どの疾患に使用するかで用法・用量が異なるため注意。

❸ 最近は初発膠芽腫に対して使用することはなくなっている。

（小林裕介）

37. 一般名 テモゾロミド

商品名：テモダール®、テモゾロミド

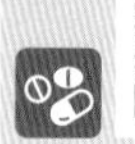

内服 テモダール®カプセル

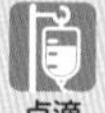

点滴

- **効果が出るまでの時間・作用時間**：経口内服から1時間後に血中濃度がピークになる。半減期は約2時間。
- **適応**：悪性神経膠腫、再発または難治性のユーイング肉腫。
- **禁忌**：本剤またはダカルバジンに対し過敏症の既往歴のある患者、妊婦または妊娠している可能性のある婦人。
- **併用・配合禁忌**：とくになし。
- **作用**：テモゾロミドはDNAのグアニン内6位の酸素原子をメチル化することにより抗腫瘍効果を示す。
- **副作用**：（軽度）骨髄抑制、悪心・嘔吐、便秘、頭痛、倦怠感、ニューモシスチス肺炎、間質性肺炎、B型肝炎ウイルスの再活性化による劇症肝炎または肝炎、肝機能障害。
- **薬価**：テモダール®カプセル（20mg2,385.9円、100mg 11,890.6円）、テモダール®点滴静注用100mg（34,437円/瓶）、テモゾロミド錠（20mg1,223.1円、100mg6,091.2円）。

投与管理のポイント

① 75mg/m^{2}を1日1回42日間経口投与し、4週間休薬する。その後150mg/m^{2}を1日1回5日間経口投与し、23日間休薬する。28日間を1クールとし、次クールでは1回200mg/m^{2}に増量することができる。テモゾロミドはpH 7.4以上のアルカリ性の状況下では効果がなくなってしまう。空腹時は胃の中が強い酸性であり、食後に内服すると薬の効果が落ちるため、空腹時に飲ませることが望ましいとされている。眠前に内服させることが多い。

②テモゾロミドは中等度の催吐性リスクに分類。5-HT3受

容体拮抗薬（ナゼア®・カイトリル）などをテモゾロマイド内服前に服用することで悪心・嘔吐を抑えることができる。

③テモゾロミドは骨髄抑制を引き起こすことがあり、ニューモシスチス肺炎などの日和見感染症の発現や敗血症を引き起こすことがある。この肺炎は死亡率が高いため、肺炎予防に抗菌薬（バクタ®内服・ベナンバックス®吸入）を使用する。B型肝炎ウィルスキャリアの患者では、B型肝炎ウイルスが再活性化し、重症の肝炎を発症することがある。テモゾロミド内服前にB型肝炎ウイルスの血液検査（HBs抗原、HBc抗体、HBs抗体）をする。感染者ではB型肝炎の再活性化予防のために核酸アナログ（エンテカビル）を内服する。

くすこれ3ポイント!

❶ 空腹時に飲まないといけない。胃の中に食物が入った状態で内服すると効果が落ちる。食後2時間以上あけて服用し、服用後は1時間以上食事をしない。

❷ テモゾロミドを飲む前に制吐薬を飲んで悪心・嘔吐に対処する。

❸ 副作用は全体的に軽いことが多いが、ニューモシスチス肺炎やB型肝炎の再活性化に注意する。

（小林裕介）

38. 一般名 ベバシズマブ

商品名：アバスチン®、ベバシズマブ

点滴　アバスチン®点滴静注用

- **作用時間**：半減期は約11日。
- **適応**：悪性神経膠腫、治癒切除不能な進行・再発の結腸・直腸がん、扁平上皮がんを除く切除不能な進行・再発の非小細胞肺がん、手術不能または再発乳がん、卵巣がん、進行または再発の子宮頸がん。悪性神経膠腫に対して、1回10mg/kgを2週間間隔または1回15mg/kgを3週間間隔で点滴静脈内注射する。
- **禁忌**：本剤の成分に対し過敏症の既往歴のある患者、喀血の既往のある患者。
- **併用・配合禁忌**：とくになし。
- **作用**：ベバシズマブは、血管内皮細胞増殖因子（以下、VEGF）に対する分子標的薬。VEGFは、血管内皮細胞の細胞分裂促進・生存を制御し血管透過性の亢進にも関与するサイトカインであり、種々のがん細胞において発現が亢進している。がん細胞の増殖にかかわるVEGFのはたらきを選択的に抑えることにより、腫瘍組織での血管新生を抑制し、腫瘍の増殖を阻害する。また、VEGFにより亢進した血管透過性を低下させ、腫瘍組織で亢進した間質圧を低減する。
- **副作用**：脳出血（4.3%）、皮膚粘膜出血（26.7%）、その他の出血（9.9%）、血栓塞栓症、創傷治癒遅延、骨髄抑制、感染症、高血圧、タンパク尿・ネフローゼ症候群、可逆性後白質脳症症候群、消化管穿孔・瘻孔、ショック、アナフィラキシー、インフュージョンリアクション、間質性肺炎、うっ血性心不全、動脈解離。
- **薬価**：アバスチン®点滴静注用（100mg/4mL35,877円/瓶、

400mg/16mL136,293円/瓶)、ベバシズマブBS点滴静注(100mg22,283円/瓶、400mg84,858円/瓶)。

投与管理のポイント

①インフュージョンリアクションとは、急性輸液反応という意味で分子標的薬の点滴時にみられる副作用のこと。通常の薬剤アレルギーとは異なる。発熱、悪寒、頭痛、発疹、嘔吐、呼吸困難、血圧低下、アナフィラキシーショックなどが症状。サイトカイン放出に伴い、一過性の炎症やアレルギー反応が引き起こされると推測されている。投与時間を短縮した際に起こることが多い。次回以降点滴速度を遅くして再開すると、約90%の人はインフュージョンリアクションを起こさない。

②消化管穿孔や消化管以外の瘻孔を発症し死亡に至る例の報告がある。腹痛を認めた場合は消化管穿孔を鑑別診断に含める。

②静脈血栓塞栓症は肺塞栓症などの致命的な事象に移行することもあり、ベバシズマブ投与中に下肢の腫脹・浮腫、疼痛、色調変化などが認められた場合は静脈血栓症を疑う必要がある。

くすこれ3ポイント!

1. 投与時間を短縮した際にインフュージョンリアクションを起こすことがある。
2. 腹痛を訴えたら消化管穿孔を考える。
3. 静脈血栓塞栓症を起こしやすくなる。

Topics

アバスチン®を使用することで投与数日以内にガドリニウム増強病変が縮小して、一見治療がとても有効なようにみえることが多いが、膠芽腫の生存期間を延長しないという報告が国際共同研究およびヨーロッパからされている。

(小林裕介)

39. 一般名 デスモプレシン

商品名：デスモプレシン、ミニリンメルト®

その他 デスモプレシン・スプレー2.5 協和　内服

● **用法・用量と効果が出るまでの時間・作用時間：**

・デスモプレシン・スプレー：成人に対し5～10μg（2～4噴霧）を1日1～2回鼻腔内に投与。投与後30分～2時間で効果発現し、6～24時間持続する。

・ミニリンメルト®：中枢性尿崩症に対し1回60～120μgを1日1～3回経口投与する。投与後30分～1時間で効果発現し、6～14時間持続する。

● **適応：**中枢性尿崩症、夜尿症（ミニリンメルトOD錠120μg/240μgのみ）。

● **禁忌：**低Na血症の患者、習慣性または心因性多飲症の患者、心不全の既往歴またはその疑いがあり利尿薬による治療を要する患者、抗利尿ホルモン不適合分泌症候群の患者、中等度以上の腎機能障害のある患者、本剤の成分に対し過敏症の既往歴のある患者。

● **作用：**脳から分泌される抗利尿ホルモン＝バソプレシンの不足により起こる中枢性尿崩症に対し、バソプレシンと同様に作用することで腎臓での尿中水分の吸収を促進し、尿量を減少させる。

● **副作用：**

10%以上：低Na血症。

1～2%未満：頭痛、腹痛、全身倦怠感、口渇、肝機能異常。

頻度不明：浮腫、強直性けいれん、眠気、めまい、不眠、情動障害、攻撃性、悪夢、異常行動、全身掻痒感、発疹、顔面浮腫、蕁麻疹、悪心・嘔吐、食欲不振、顔面蒼白、のぼせ、発汗、発熱。

● **薬価：**デスモプレシン・スプレー2.5/125μg（4,047.1円）、10/500μg（5,030.6円）、デスモプレシン点鼻液0.01%/

250μg（6,129.3円）、ミニリンメルト®OD錠（60μg107.8円、120μg183.8円、240μg308.2円）、デスモプレシン点鼻スプレー0.01%ILS500μg（3028.4円）。

投与管理のポイント

①鼻水が多く出る・鼻閉塞があるなどの際には点鼻薬の吸収障害が起こる可能性がある。とくに経鼻的手術後では点鼻薬の吸収が安定しない。また、点鼻薬は冷所保存する必要があるため、内服薬が使用される割合が多い。

②ミニリンメルト®内服を食後に行うと効果が減弱する。食後内服では空腹時内服と比べ、体内に取り込まれる薬剤量は約1/3になるといわれている。

③水中毒・低Na血症を起こす可能性があるため、定期的にNaのモニタリングが必要になる。水中毒・低Na血症の初期症状として、頭痛・倦怠感・悪心・嘔吐などがみられ、重症化すると脳浮腫・けいれん・意識障害を起こす。口渇中枢が障害されている視床下部障害のある患者ではとくに注意が必要。

くすこれ 3 ポイント!

1. 点鼻薬は鼻水や鼻閉塞のときには効果が安定しない。
2. 内服薬は、食後ではなく空腹時・眠前に内服する。
3. 水中毒・低Na血症に注意。

Topics ミニリンメルト®は食後に内服させてはいけない

ミニリンメルト®は食後に内服させてはいけない。尿崩症患者にミニリンメルト®を60μg内服させるも、尿崩症が改善せず、さらに60μg追加投与を行い尿崩症は改善、翌日120μg投与したところ排尿がほぼなくなり、低Na血症による意識障害を起こした症例があった。1回目のミニリンメルト®を食後に内服していたことが後で判明した。

（小林裕介）

40. 一般名 ヒドロコルチゾン

商品名：コートリル®錠 10mg

内服　コートリル®錠 10mg

- **効果が出るまでの時間・作用時間**：半減期：8～12 時間。
- **適応**：副腎皮質機能不全、関節リウマチ、ネフローゼ・ネフローゼ症候群、気管支喘息、重症感染症、白血病、潰瘍性大腸炎、重症消耗性疾患の全身状態の改善、脳脊髄炎、悪性リンパ腫、副腎摘除・副腎皮質機能不全患者に対する外科的侵襲、湿疹・皮膚炎、蕁麻疹など。
- **禁忌**：本剤の成分に対し過敏症の既往歴のある患者、デスモプレシン（男性における夜間多尿による夜間頻尿）を投与中の患者。
- **併用・配合禁忌**：デスモプレシン（ミニリンメルト®）（男性における夜間多尿による夜間頻尿）。
- **作用**：副腎皮質ホルモンであるコルチゾールが、医薬品として販売されたステロイド薬であり、抗炎症効果や抗免疫系の作用がある。脳外科領域では下垂体性副腎機能不全・下垂体手術前後で副腎皮質ホルモン補充目的に使用される。
- **副作用**：代表的な副作用は感染症、続発性副腎皮質機能不全、糖尿病、消化性潰瘍、骨粗鬆症、大腿骨および上腕骨などの骨頭無菌性壊死、血栓症など。
- **薬価**：錠 7.4 円。

投与管理のポイント

①下垂体前葉機能不全を伴う下垂体腫瘍では、ヒドロコルチゾンの補充が必要になることがある。1 日 10～120mg を 1～4 回に分割して経口投与。年齢、症状により適宜増減する。感冒などの際に補充量を増やすこともある。また、手術時には通常時よりも多量の副腎皮質ホルモンを必要とするため、より多くの量を補充する。

②内服後初期にはいらいら感、不眠、消化不良、下痢、悪心、食欲増進などの軽い副作用が起こりやすい。長期に多量の内服を続けると満月様顔貌をきたすことが多く、まれではあるが重症な副作用が起こることもある。

③急激なヒドロコルチゾン減量により副腎クリーゼを起こすことがある。悪心、嘔吐、腹痛、体重減少、筋・関節痛、倦怠感、発熱、血圧低下、意識障害など、さまざまな非特異的な症状を複数認めた際に本症の可能性を疑う。採血検査では、低Na血症、高K血症、低血糖、貧血、好酸球増多などを認める。副腎クリーゼを疑ったら迅速に治療を始める。

くすこれ 3 ポイント!

❶ 脳外科領域では下垂体腫瘍（手術）に伴う副腎皮質ホルモン不足の補充で使用されることが多い。

❷ さまざまな副作用があり、長期投与例では副作用発現リスクが上がる。

❸ 急激にヒドロコルチゾンを減量すると、副腎クリーゼを起こす可能性がある。副腎クリーゼが疑われたらすみやかに治療を開始する必要がある。

Topics

ヒドロコルチゾンは副腎不全における補充療法などに適している。ほかのステロイド薬はそれぞれ作用の強さや、血中半減期などが異なる（p.232参照）。

（小林裕介）

41. 一般名 カルムスチン

商品名：ギリアデル®

その他 ギリアデル®脳内留置用剤 7.7mg

- **効果が出るまでの時間・作用時間**：作用時間：約2週間。
- **適応**：悪性神経膠腫。
- **禁忌**：本剤の成分に対し過敏症の既往歴のある患者、妊婦または妊娠している可能性のある婦人。
- **併用・配合禁忌**：とくになし。
- **作用**：カルムスチンは、DNAをアルキル化し、核酸合成を阻害することで、細胞周期の停止およびアポトーシスを誘導すると考えられている。
- **副作用**：けいれん、脳浮腫、頭蓋内圧亢進、水頭症、脳ヘルニア、創傷治癒不良、感染症、血栓塞栓症、出血、気脳体。
- **薬価**：156,442.6円/枚。

投与管理のポイント

①マイナス15℃以下の保存庫から手術室までは未開封のまま運ぶ。室温、未開封では6時間まで安定している。未開封のままであれば、一度室温に戻した後でも再凍結して、6か月以内であれば使用が可能。

②薬剤が割れやすく、割れてしまったものは廃棄しないといけない。そのため搬送時に衝撃を加えないこと、外袋をゆっくりと開けることが大事である。また、薬剤は真ん中にあるため、袋の端を持つようにする。1枚が15万6,400円と高価であり破損しないように十分注意する必要がある。また最大8枚使用するため、1手術当たり8枚使用すると約124万円になる。

③カルムスチン留置をするような脳腫瘍では手術前から脳浮腫を伴っているため、カルムスチン留置を行うことに

より脳浮腫が増悪し、脳ヘルニアを起こしてしまう可能性がある。その場合には、カルムスチンを除去する手術が行われることがある。

くすこれ 3 ポイント!

❶ マイナス 15℃以下で保存する必要がある。室温に置いたら 6 時間以内に使用する。
❷ 割れやすいので注意。割れたものは使用できない。最大 8 枚使用する。1 枚が 15 万 6,400 円と非常に高価。
❸ カルムスチン留置をした脳周囲の浮腫が増悪する可能性がある。

Topics 投与の注意点

薬剤が浸透するのは留置面から 5mm 程度といわれているため、ほぼ全摘出できた悪性神経膠腫にのみ使用する。また、カルムスチン留置後、頭蓋内に気体の貯留を認めることがある。約 9 割の症例は術後 1 週間以内に発生する。気体産生のために、カルムスチン除去手術が必要になることがある。

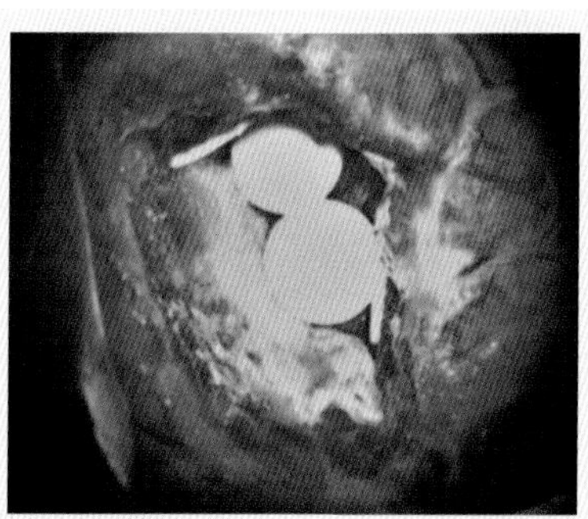

脳内への留置

（小林裕介）

42. 一般名 ロラゼパム

商品名：**ロラピタ®**

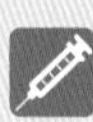

注射　ロラピタ®静注 2mg

- **適　応：** γ-アミノ酪酸（gamma-aminobutyric acid：GABA）A受容体のベンゾジアゼピン結合部位に結合し、抑制性神経伝達物質であるGABAの親和性を増大させることで抗けいれん作用を発揮する薬剤で、てんかん重積状態が適応である。
- **効果発現までの時間・作用時間：** 発作消失の効果が得られるまでおおむね数分（中央値は1分）、作用時間はおおむね1～2時間程度と考えられる[1)]。
- **禁忌：** 本剤の成分に対する過敏症の既往、急性閉塞隅角緑内障、重症筋無力症、ショック、昏睡、バイタルサインの悪い急性アルコール中毒などに該当する患者。
- **併用禁忌：** 併用禁忌薬剤はないが、併用注意薬剤は、中枢神経抑制剤（フェノチアジン誘導体、バルビツール酸誘導体など）、モノアミン酸化酵素阻害薬、アルコール、マプロチリン、ダントロレン、プレガバリン、クロザピン、プロベネシド、バルプロ酸、リファンピシン、経口避妊ステロイドなどがある。
- **重大な副作用：** 呼吸抑制・無呼吸、心停止、昏睡、激越・錯乱・攻撃性など。その他、頻度の高いものに傾眠・運動失調・平衡障害などがある。
- **薬価：** 2,229円/1バイアル。

投与管理のポイント

- 投与量の目安は成人には4mgを静脈内投与するが、必要に応じて追加投与可能。1日の総量は8mgを越えないこと。使用例……体重50kgの患者。ロラゼパム（2mg）2バイアルをそれぞれ生理食塩水1mLずつで希釈したもの（合計4mL）を2分以上かけて緩徐に静注。
- てんかん発作を予防するために常用する薬ではなく、発作が続いている状態を止めるために使用する薬である。
- バイアルにすでに液体の状態で入っているので間違いやすい。同量の注射用水、生理食塩水または5%ブドウ糖注射液（2mg1バイアルであれば1mL）で希釈する。1バイアルあたり1分程度を目安に緩徐に投与する。溶解後は30分以内に使用すること。
- ベンゾジアゼピン系（多くの睡眠薬と同じ種類）なので、投与後は呼吸障害などに注意して観察が必要。

くすこれ 3 ポイント!

❶ てんかん発作をまず止めるための薬。
❷ 液体の製剤だが使用時にさらに希釈が必要。
❸ 呼吸障害などに注意して観察することが必要。

Topics

ロラゼパムは、日本国内ではワイパックス®という商品名ですでに睡眠薬として承認・使用されていた。ワイパックス®は経口の錠剤なのでてんかん発作に用いることはない。てんかん重積状態に対して海外では以前から静注薬が用いられていたが、日本でてんかんに対して静注製剤としてロラピタ®が開発、保険承認されたのは2018年9月である。

（神辺大輔）

43. 一般名 ジアゼパム

商品名：ホリゾン®、セルシン®、ダイアップ®、ジアゼパム

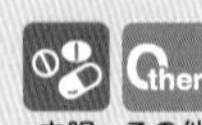

ホリゾン®注射液 10mg

内服　その他

- **適応**：GABA A 受容体のベンゾジアゼピン結合部位に結合し、抑制性神経伝達物質であるGABAの親和性を増大させることで抗けいれん作用を発揮する薬剤であり、てんかん重積状態が適応。ホリゾン®、セルシン®、ジアゼパムとも注射薬、経口薬あるがてんかんに適応があるのは注射薬のみ。ダイアップ®は座薬。以下、てんかん重積に対して一般に使われる静注薬について記載。
- **効果発現までの時間・作用時間**：正式な資料はないが、静注後1～数分程度で効果が得られ、作用時間は1～2時間程度[1)]。
- **禁忌**：急性閉塞隅角緑内障、重症筋無力症、ショック・昏睡・バイタルサインの悪い急性アルコール中毒、リトナビルを投与中などに該当する患者。
- **併用禁忌**：リトナビルで併用注意薬剤はフェノチアジン誘導体、バルビツール酸誘導体、モノアミン酸化酵素阻害薬、アルコール、シメチジン、オメプラゾール、シプロフロキサシン、フルボキサミン、マプロチリン、ダントロレンなどがある。
- **重大な副作用**：依存性、舌根沈下による気道閉塞・呼吸抑制、刺激興奮・錯乱、循環性ショックなどがある。
- **薬価**：ホリゾン®注（10mg85円）。

投与管理のポイント

- 投与量の目安は成人には初回2mL（ジアゼパムとして10mg）を筋肉内または静脈内にできるだけ緩徐に注射する。使用例……体重50kgの患者。ジアゼパム1Aを2分以上かけて緩徐に静注。
- てんかん発作を予防するために常用する薬ではなく、発作が続いている状態を止めるために使用する薬である。それ以外に不安や興奮、緊張、抑うつなどの精神症状に用いられることもある。
- 結晶化して析出するのでほかの注射液と混合または希釈しない。また、急速にあるいは細い静脈内に注射すると血栓性静脈炎を起こすおそれがあるので、なるべく太い静脈に緩徐に静注する。
- ベンゾジアゼピン系（多くの睡眠薬と同じ種類）なので、投与後は呼吸障害などに注意して観察することが必要。

くすこれ3ポイント!

1. てんかん発作をまず止めるための薬。
2. ほかの注射液と混合または希釈せず、なるべく太い静脈を選んで緩徐に静注。
3. 呼吸障害などに注意して観察が必要。

Topics

てんかんに限らず、けいれん発作に対する最初の選択肢として以前から広く使われている薬剤である。ベンゾジアゼピン系全般にいえることだが少量でも過鎮静になったり、もともと睡眠薬を飲んでいたり、飲酒の習慣のある人では効果が出にくいなど、効果に個人差がきわめて大きいので、個々の患者に応じた観察、判断が必要である。

（神辺大輔）

44. 一般名 ミダゾラム

商品名：ドルミカム®、ミダフレッサ®、ブコラム、ミダゾラム

注射　ドルミカム®注射液 10mg

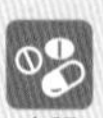

内服

- **適応**：GABA 受容体のベンゾジアゼピン結合部位に結合し、抑制性神経伝達物質である GABA の親和性を増大させることで抗けいれん作用を発揮する薬剤であり、てんかん重積状態に用いる[1)]。個人差が大きく流速にもよるが比較的すぐに効果が得られることが多い。ドルミカム®注にてんかんの保険適用はないが、適用外使用が認められる。ミダフレッサ®はてんかん重積状態（おもに小児）を適応としている。ドルミカム®、ミダフレッサ®、ミダゾラムは注射薬であり持続静注で用いることが多い。ブコラムは小児てんかん患者の発作時に口腔内投与が可能な製剤として開発され 18 歳以上では有効性・安全性が確認されていない。以下、代表的な薬剤であるドルミカム®注について記載。
- **禁忌**：本剤の成分に対する過敏症、急性閉塞隅角緑内障、重症筋無力症、HIV プロテアーゼ阻害薬・エファビレンツおよびコビシスタットを含有する製剤を投与中、ショック、昏睡・バイタルサインの抑制がみられる急性アルコール中毒などに該当する患者。
- **併用禁忌**：HIV プロテアーゼ阻害薬、エファビレンツ、コビシスタットを含有する薬剤、オムビスタビル・パリタプレビル・リトナビルなどで、併用注意薬剤は多岐にわたるので注意。
- **重大な副作用**：依存性、無呼吸・呼吸抑制・舌根沈下、アナフィラキシーショック、心停止、心室頻拍・心室性頻脈、悪性症候群などがある。
- **薬価**：ドルミカム®注（10mg112 円）。

投与管理のポイント

- 投与量は目的により異なるのでその都度注意。一般に成人には0.03mg/kgを1分以上かけて緩徐に静注した後に鎮静度を見ながら0.03〜0.18mg/kgの範囲で調整する。使用例……体重50kgの患者。ミダゾラム（10mg/2mL）2Aを生食16mLで溶解して計20mLとし、1.5mLを緩徐に静注した後に1.5〜9mL/時の間で適宜調整。
- 定期や頓用の抗てんかん薬で発作の持続を頓挫させることができないてんかん重積状態で用いる。一定時間、脳神経細胞の活動を抑制することで発作の頓挫を期待する。
- ベンゾジアゼピン系の睡眠薬、麻酔薬（本来の保険適用はこちら）なので、てんかん患者以外で用いることもある。
- 流量によっては強い呼吸抑制が生じるので慎重な経過観察が必要。なお、一般にベンゾジアゼピンが過剰になった場合はフルマゼニルで拮抗できるが、てんかん患者では発作のコントロールができなくなるおそれもあり危険。

くすこれ3ポイント！

1. 即効性を期待するのではなく、持続静注してんかん重積の状態を持続的に抑制する。
2. 麻酔や持続鎮静に用いることもある。
3. 呼吸状態に注意して慎重な観察が必要であり、酸素飽和度モニタリングを併用するのが望ましい。

Topics

ミダフレッサ®は、海外の小児てんかんではすでに広く使用されていたミダゾラムをわが国でも使用できるようにするために、正式な臨床試験を経て有効性と安全性を確認された薬剤で、成分は同じミダゾラムである（ドルミカム®静注やミダゾラム静注と原液の濃度は異なる）。成人でこちらが用いられることはあまりないと考えられる。

（神辺大輔）

45. 一般名 ホスフェニトイン

商品名：**ホストイン®**

点滴　ホストイン®静注 750mg

- **適応**：ホスフェニトインは生体内でフェニトインに加水分解され薬効を発揮するプロドラッグであり、発作焦点からのてんかん発射の広がりを阻止する。てんかん重積状態およびてんかん発作の予防に用いる。
- **効果発現までの時間・作用時間**：投与後 30 分ほどで作用は最大となり 1.5 時間ほど持続して徐々に減弱する。
- **禁忌**：本剤の成分またはヒダントイン系化合物に対する過敏症、洞性徐脈・高度の刺激電導障害、タダラフィル、リルピビリン、アスナプレビル、ダクラタスビル、バニプレビル、マシテンタン、ソホスブビルを投与中などに該当する患者。
- **併用禁忌**：タダラフィル、リルピビリン、アスナプレビル、ダクラタスビル、バニプレビル、マシテンタン、ソホスブビルなどで、併用注意薬剤は多岐にわたる。
- **重大な副作用**：中毒性表皮壊死融解症・皮膚粘膜眼症候群、過敏症症候群、SLE 様症状、再生不良性貧血・汎血球減少・無顆粒球症・単球性白血病・血小板減少・溶血性貧血・赤芽球癆、劇症肝炎・肝機能障害・黄疸、間質性肺炎、心停止・心室細動・呼吸停止、強直発作、悪性リンパ腫・リンパ節腫張、小脳萎縮、横紋筋融解症、急性腎不全・間質性腎炎、悪性症候群などがある。
- **薬価**：ホストイン®静注（750mg6,461 円 / 瓶）。

投与管理のポイント

- てんかん重積時の投与量の目安は、初回 22.5mg/kg でその後の維持投与は 5～7.5mg/kg を目安に血中濃度を見て調整。使用例……体重 50kg の患者。初回は

1,125mgを3mg/kg/分または150mg/分のいずれか低いほうを越えない速度で投与し、翌日以降は250～375mgを1mg/kg/分または75mg/分のいずれか低いほうを越えない速度で投与する。

- 初回投与量とその後の維持投与量は異なるので注意が必要だが、初回投与ですみやかにフェニトインの有効血中濃度まで上げることができるので発作の頓挫にも有効で、血中濃度を維持することで発作を予防することも可能。
- プロドラッグにすることによってフェニトイン投与時の複数の問題を解決した薬剤で、作用する際の有効成分はフェニトインそのものである。
- したがって、フェニトイン同様に有効血中濃度域の幅が狭いため、薬物血中濃度モニタリングを行って用量調整することが望ましい薬剤である。

くすこれ3ポイント!

1. てんかん重積発作の頓挫およびてんかん発作の予防にも用いる。
2. 有効成分はフェニトイン。
3. 薬物血中濃度の測定による用量調整が望ましい。

Topics

フェニトインの注射剤（アレビアチン®など）には配合変化の問題（生理食塩水以外とは混合できない）や点滴時の疼痛、発赤、腫脹などの炎症や血管外漏出による組織壊死、急速に投与した際の循環系への悪影響（高度の徐脈や血圧低下）がある。ホスフェニトインはプロドラッグの形で投与することでこれらの問題を回避することができるようになっている。

（神辺大輔）

46. 一般名 レベチラセタム

商品名：イーケプラ®

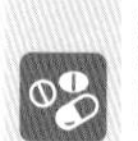
内服

イーケプラ®錠

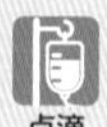
点滴

- **適応**：おもに神経終末のシナプス小胞タンパク質 2A（SV2A）と結合して神経伝達物質の放出を調節するほか、複数の作用機序で発作を抑制すると考えられていて、てんかん発作の予防に用いる[1]。
- **効果発現までの時間・作用時間**：作用の発現や持続時間についての詳細な資料はないが、使用開始後の比較的早期に発作予防効果が期待できる。
- **禁忌**：本剤の成分またはピロリドン誘導体に対する過敏症の既往のある患者。
- **重大な副作用**：中毒性表皮壊死融解症・皮膚粘膜眼症候群、薬剤過敏症症候群、重篤な血液障害、肝不全・肝炎、膵炎、攻撃性・自殺企図、横紋筋融解症、急性腎障害、悪性症候群などがある。
- **薬価**：錠剤（500mg203.5 円）、DS（ドライシロップ）50%（1g224 円）、点滴静注（500mg1,998 円）。

投与管理のポイント

- 投与量の目安は（別記の如く年齢で調整はするが）成人では 1 日 1,000mg を 2 回に分けて投与。使用例……体重 50kg の患者。レベチラセタム（500mg）を 2 錠分 2 朝夕食後で開始。
- 通常 1,000mg/日で投与する。単剤での使用が可能で剤型も静注・経口両方があり併用薬の問題も少ないため、まず最初に用いられることもよくある薬剤。
- 副作用としては傾眠やふらつきが多くみられるほか、攻撃性もよくみられる。認知症の高齢者などではこれらの副作用が認知症の周辺症状のようにみえて気づかれにくいこともあるので注意深い観察が必要。

- 高齢者ではとくに傾眠やふらつきなどの副作用が出現しやすいため、最初から添付文書どおりの量（1,000mg/日）ではなく少なめの量（250mg/日や500mg/日）から開始するのが普通であり、発作の再発がなければそのまま少量で継続することもよくある。

くすこれ3ポイント!

❶ 効果の発現も早く錠剤、DS、静注薬と剤型も豊富で併用薬の問題も少なく使用しやすい薬剤。

❷ 傾眠やふらつき、攻撃性など精神神経系の副作用が目立つほか、薬疹も多くはないものの比較的重症化しやすい。

❸ とくに高齢者では傾眠やふらつきが出現しやすく少量からの使用が望ましい。

Topics イーケプラ®錠（500mg）は割線があるように見えるので半分に割って250mgとして使用できるように見えるが、薬剤が錠剤の中で均一に分布するかどうかの試験はなされておらず、半割はできない（あくまでもデザインであって割線ではない）。極端に偏ることもないと思われるが半分に割った時に250mgの薬剤が含まれるという保証がないので細かい用量調整をする際には250mg錠やDSを用いるべきである。

（神辺大輔）

47. 一般名 ラコサミド

商品名：ビムパット®

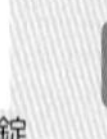

- **適応**：細胞膜の Na^+ チャネルの活性を抑えることで神経細胞の興奮を抑えて効果を発揮する薬剤で、おもにてんかん発作の予防に用いる。
- **効果発現までの時間・作用時間**：作用発現時間の正確な資料はないが、開始数日程度で血中濃度および効果が安定すると考えられる[1]。
- **禁忌**：本剤の成分に対する過敏症、重度の肝機能障害に該当する患者である。
- **併用禁忌**：とくにないが、心電図の PR 間隔を延長するおそれのある薬剤は房室ブロックなど発現のおそれがあり併用注意となっている。
- **重大な副作用**：房室ブロック・徐脈・失神、中毒性表皮壊死融解症・皮膚粘膜眼症候群、薬剤性過敏症症候群、無顆粒球症などがある。
- **薬 価**：錠剤（100mg356.4 円）、ドライシロップ（1%）（1g392.1 円）、静注（100mg2,459 円）。

投与管理のポイント

- 投与量の目安として通常成人では 100mg/ 日から開始し、1 週間以上の間隔をあけて維持量の 200mg/ 日に増量する。使用例……体重 50kg の患者。100mg 分 2 から内服を開始して 1 週間以上後に 200mg 分 2 に増量する。
- てんかんの発作を止めるのではなく、発作が起こらないように予防するための薬である。
- 内服と注射で用量の変更は必要ないので、注射薬で開始して意識状態が改善したら内服に切り替える、また内服のできない間だけ注射に変更する、などが容易に可能。

- Na^+チャネルを阻害することでてんかん発作を予防する薬剤は以前からあった（カルバマゼピン）が、副作用や併用禁忌薬が多く使用に注意が必要な点が多くあった。ラコサミドは、従来のNa^+チャネル阻害薬とは異なる機序で作用し、副作用も比較的抑えられるようになっている。

くすこれ 3 ポイント!

1. てんかん発作の予防のために使う。
2. 注射薬もあるので発作後の意識の悪い状態や手術や消化管の問題で内服が難しいときも継続が容易。
3. 副作用や併用禁忌が比較的少なく、使いやすい。

Topics

ラコサミドは使用開始時また使用中に薬物血中濃度を測定することはあまりない。従来からの抗てんかん薬は、有効血中濃度域と中毒域が非常に近接しているため、血中濃度を測定しながら使用するイメージがあるかもしれない（フェニトイン、カルバマゼピン、バルプロ酸、フェノバルビタール、など）。しかし新規の抗てんかん薬には、血中濃度と効果や副作用が厳密に相関しないため、血中濃度の有用性が確立していないものが複数ある（ラコサミド、レベチラセタム、ガバペンチン、クロバザムなど）。また、ラモトリギンやペランパネルなど血中濃度測定の有用性が確立しているものもある[2)]。

（神辺大輔）

48. 一般名 フェノバルビタール

商品名：フェノバール®、ノーベルバール®

内服 フェノバール®

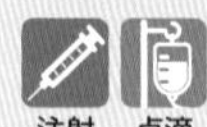

注射 点滴

- **適応**：GABA受容体のサブユニットに結合して抑制性伝達物質GABAの親和性を高め、神経の興奮を抑制する[1]。てんかん発作時に用いられるが、発作予防にも使う。経口薬、注射剤の両方がある（フェノバール®注は皮下注・筋注のみであることに注意。静注できるのはノーベルバール®のみ）。
- **効果発現までの時間・作用時間**：発作時に静注した場合、効果発現まではおおむね5〜6分と報告されている[2]。
- **禁忌**：本剤の成分またはバルビツール酸系化合物に対する過敏症、急性間欠性ポルフィリン症、以下に記載の併用禁忌薬を投与中などに該当する患者。
- **併用禁忌**：併用禁忌薬、併用注意薬は多岐にわたるため、添付文書参照のこと。
- **重大な副作用**：中毒性表皮壊死融解症・皮膚粘膜眼症候群・紅皮症、過敏症症候群、依存性、顆粒球減少・血小板減少、肝機能障害、呼吸抑制などがある。
- **薬価**：錠剤（30mg7円）、注射液（100mg72円）。

投与管理のポイント

- 投与量の目安は剤型や状況で異なるのでその都度添付文書で確認を。一般にはフェノバール®錠は1日30〜200mgを1〜4回に分けて内服する。てんかん重積時のノーベルバール®静注は15〜20mg/kgを1日1回静脈内投与する。
- ガイドライン上、部分発作・全般発作のいずれに対しても第一選択として用いられる薬剤ではないが、ほかの抗てんかん薬で発作予防が不十分な場合や、発作時にベンゾジアゼピンのみでけいれんが止まらないときなどに併用される。

- フェノバール®注射液の用法は皮下注、筋注のみであり静注可能な製剤はノーベルバール静注用のみ[3]。
- 半減期が非常に長く蓄積しやすいため、過量投与による意識障害や呼吸抑制に注意が必要。

くすこれ 3 ポイント!

1. ほかの抗てんかん薬で効果が不十分なときに使われる。
2. フェノバール®注射液には静注の用法がなく皮下注・筋注のみ。
3. 蓄積しやすく過量投与には注意が必要。

Topics

以前からフェノバルビタールの静注は、ベンゾジアゼピンですみやかに発作を止めることのできないてんかん重積時などの有用性が報告されていた。しかし、長らく日本には静注製剤がなかったので、同じく適用のなかった小児に対する使用も含めて、静注用製剤として開発されたノーベルバール静注用が2008年に製造販売開始された。

（神辺大輔）

49. 一般名 バルプロ酸

商品名：デパケン®、セレニカ®、バルプロ酸、バレリン®

内服　デパケン®錠

- **作用時間**：1〜3.5 時間（ピーク値に達するまでの時間 Tmax）、7〜9 時間（半減期 T1/2）。
- **適応**：各種てんかん、てんかんにともなう性格行動障害（不機嫌・易怒性など）、躁病および躁うつ病の躁状態、片頭痛発作の発症抑制。
- **禁忌**：重篤な肝障害のある患者、カルバペネム系抗菌薬（パニペネム・ベタミプロン、メロペネム、イミペネム・シラスタチン、ビアペネム、ドリペネム、テビペネム ピボキシル）を併用しないこと。尿素サイクル異常症の患者。
- **原則禁忌**：妊婦または妊娠している可能性のある女性。
- **配合禁忌**：（併用禁忌）カルバペネム系抗菌薬。
- **作用**：Na チャネルの抑制や GABA 濃度上昇などによるてんかんの予防、躁状態の改善、片頭痛の発症抑制。
- **副作用（重大な副作用）**：劇症肝炎などの重篤な肝障害、高アンモニア血症を伴う意識障害、溶血性貧血・赤芽球癆・汎血球減少・重篤な血小板減少・顆粒球減少、急性膵炎、間質性腎炎・ファンコニー症候群、中毒性表皮壊死融解症・皮膚粘膜眼症候群（Stevens-Johnson 症候群）、過敏症症候群、脳萎縮・認知症様症状・パーキンソン様症状、横紋筋融解症、抗利尿ホルモン不適合分泌症候群（SIADH）、間質性肺炎・好酸球性肺炎。
- **薬価**：デパケン®錠（200mg11.5 円）。

投与管理のポイント

- てんかんの発作予防では、1 日量バルプロ酸ナトリウムとして 400〜1,200mg を 1 日 2〜3 回に分けて経口投与する。

- 本剤を内服しているてんかん患者が、妊娠を予定する場合、胎児への催奇形性が少ないラモトリギンやレベチラセタムなどの薬剤への変更を検討すべきである。やむを得ず本剤の内服の継続が必要な場合は、可能な限り600mg/日以下で、血中濃度の安定化を図るため徐放剤の使用が望ましい。
- 妊娠可能性のある女性に本剤を投与する場合には、神経管閉鎖障害の発生リスクを軽減させるために、非妊娠時から適量の葉酸(0.4~0.6mg/日程度)の補充が望ましく、また、マルチビタミン剤の投与も考慮してよい。

くすこれ 3 ポイント!

1. 昔から抗てんかん薬として幅広く使用されている。投薬調整時以外には、(とくに自己判断で)中断してはならない。
2. 全般性強直間代発作、欠神発作、ミオクロニー発作の第一選択薬である。
3. 胎児への催奇形性の観点から、妊娠の可能性があるときと妊娠時には、まずバルプロ酸以外の薬剤の投与を優先する。

(山下博史)

50. 一般名 カルバマゼピン

商品名：テグレトール®、カルバマゼピン

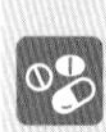

内服　テグレトール®錠

- **作用時間**：4～24時間（ピーク値に達するまでの時間Tmax）、36時間（半減期T1/2）。
- **適応**：精神運動発作・強直間代発作、躁病、躁うつ病の躁状態、統合失調症の興奮状態、てんかん性格およびてんかんにともなう精神障害。三叉神経痛。
- **禁忌**：本剤の成分または三環系抗うつ剤に対し過敏症の既往歴のある患者、重篤な血液障害のある患者、第Ⅱ度以上の房室ブロック、高度の徐脈（50拍/分未満）のある患者。ボリコナゾール、タダラフィル（アドシルカ®）、リルピビリン、マシテンタン、チカグレロル、グラゾプレビル、エルバスビル、ダクラタスビル・アスナプレビル・ベクラブビル、アスナプレビル、ドルテグラビル・リルピビリン、ソホスブビル・ベルパタスビル、ビクテグラビル・エムトリシタビン・テノホビル アラフェナミドを投与中の患者。ポルフィリン症の患者。
- **作用**：Naチャネルを抑制しててんかんの予防、躁状態・統合失調症の興奮状態の改善、三叉神経痛の改善。
- **副作用（重大な副作用）**：再生不良性貧血・汎血球減少・白血球減少・無顆粒球症・貧血・溶血性貧血・赤芽球癆・血小板減少、中毒性表皮壊死融解症・皮膚粘膜眼症候群（Stevens-Johnson症候群）・多形紅斑・急性汎発性発疹性膿疱症・紅皮症（剥脱性皮膚炎）、SLE様症状、過敏症症候群、肝機能障害・黄疸、急性腎障害（間質性腎炎など）、PIE症候群・間質性肺炎、血栓塞栓症、アナフィラキシー、うっ血性心不全・房室ブロック・洞機能不全・徐脈、抗利尿ホルモン不適合分泌症候群（SIADH）、無菌性髄膜炎、悪性症候群。

●薬価：テグレトール®錠（200mg9.7 円)。

投与管理のポイント

●てんかんの発作予防として、成人は最初 1 日量 200～400mg を 1～2 回に分割経口投与し、至適効果が得られるまで（通常 1 日 600mg）徐々に増量する。症状により 1 日 1,200mg まで増量できる。

●二次性全般化発作を含む部分発作に対して、第一選択薬として従来からよく使用されているが、上記の副作用に注意する必要がある。

●部分発作に対して有効な薬剤である一方、ミオクロニー発作や欠神発作は増悪するので、特発性全般てんかんには使用してはいけない。

●バルプロ酸と同様に、妊娠可能性のある女性に本剤を投与する場合には、神経管閉鎖障害の発生リスクを軽減させるために、非妊娠時から適量の葉酸 (0.4～0.6mg/ 日程度) の補充が望ましく、また、マルチビタミン剤の投与も考慮してよい。

くすこれ 3 ポイント!

❶ 発疹の副作用が出やすい。
❷ 眠気やめまい・ふらつきも多い。
❸ 血球減少をきたしやすく、定期的な採血チェックが望ましい。

Topics　ミオトニアも改善

筋強直性ジストロフィーや先天性ミオトニーの患者のミオトニア（筋肉の収縮時に筋肉がこわばったままとなり、次の運動に移れなくなる）に対して、フェニトインとともに効果を認めるが、適応外使用である。心伝導系異常の悪化に注意する。

（山下博史）

51. 一般名 フェニトイン

商品名：アレビアチン®、ヒダントール®

内服

アレビアチン®錠

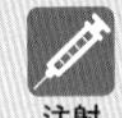
注射

- **作用時間**：4時間（ピーク値に達するまでの時間Tmax）、14時間（半減期T1/2）（内服薬）。10時間（半減期T1/2）（注射薬）。
- **適応**：てんかん発作。
- **禁忌**：本剤の成分またはヒダントイン系化合物に対し過敏症の患者。その他併用禁忌薬が多いため、添付文書参照のこと。
- **配合禁忌**：他剤と配合不可（注射薬）。
- **作用**：てんかん発作の予防、てんかん重積の頓挫。
- **副作用（重大な副作用）**：内服薬、注射薬共通：中毒性表皮壊死融解症・皮膚粘膜眼症候群（Stevens-Johnson症候群）、過敏症症候群、SLE様症状、再生不良性貧血・汎血球減少・無顆粒球症・単球性白血病・血小板減少・溶血性貧血・赤芽球癆、劇症肝炎・肝機能障害・黄疸、間質性肺炎、悪性リンパ腫・リンパ節腫脹、小脳萎縮、横紋筋融解症、急性腎障害・間質性腎炎、悪性症候群。注射薬：心停止・心室細動・呼吸停止、強直発作。
- **薬価**：アレビアチン®錠（100mg12.9円）、アレビアチン®注（250mg126円）。

投与管理のポイント

- てんかん重積時の治療は、成人に本剤2.5～5mLを1分間1mLを越えない速度で徐々に静脈内注射する。上記の用量で発作が抑制できないときには、30分後さらに2～3mLを追加投与するか、ほかの対策を考慮する。内服薬によるてんかん発作の予防として、成人1日200～300mgを毎食後3回に分割経口投与する。
- 注射液は、原則希釈せずに緩徐に投与する。急速に静注した場合、心停止・血圧低下・呼吸抑制などの重篤な副作用を起こすことがあるので、1mL/分を超えない速度で徐々に静脈内注射する。衰弱の著しい患者や高齢者、心疾患のある患者は、これらの副作用が発現しやすいので、注射速度をさらに遅くするなど、注意すること。低血圧と心ブロックが出現した場合、静注速度を落とせば通常は回復する。心ブロックがすでにある患者は、フェニトイン投与は禁忌である。また、呼吸抑制にも注意する。眼振や小脳失調は、過量投与の徴候であるので、それらの症状の有無も重要である。

- 患者に眼振や小脳失調（呂律が回らない、歩行障害、四肢の運動時にバランスがとれない）があると、フェニトイン中毒が疑われる。フェニトインの血中濃度は投与量に比例して上昇せず、ある程度の投与量からは、血中濃度は急上昇することに注意する。
- 重大な副作用には分類されていないが、本薬特有の副作用として歯肉腫脹があり、とくに小児や女性に出現しやすい。歯肉増殖の増悪因子として歯周疾患が認められており、歯垢や歯石などのプラークコントロールにより症状が改善する。したがって、本剤投与中はブラッシング指導を行うことが重要である。

くすこれ3ポイント!

1. 注射液は原則希釈せず1mL/分を超えない速度で徐々に静脈内注射する。静注中は血圧と心電図を持続的にモニタリングし、低血圧と心ブロック出現に注意。
2. 低アルブミン血症のある患者では、活性作用を示す遊離型フェニトインの割合が増えることから副作用がでやすいため要注意。
3. 静脈内注射に際して薬液が血管外に漏れると疼痛・発赤・腫脹などの炎症・壊死をきたすので、確実に血管内に投与すること。

（山下博史）

52. 一般名 ゾニサミド

商品名：エクセグラン®、ゾニサミド

内服　エクセグラン®

- **作用時間**：5 時間（ピーク値に達するまでの時間 Tmax）、63 時間（半減期 T1/2）。
- **適応**：部分てんかん、全般てんかん。
- **禁忌**：本剤の成分に対し過敏症の既往歴のある患者。
- **作用**：Na チャネル・Ca チャネルなどの抑制によるてんかん発作の予防。
- **副作用（重大な副作用）**：中毒性表皮壊死融解症・皮膚粘膜眼症候群（Stevens-Johnson 症候群）、紅皮症（剥脱性皮膚炎）、過敏症症候群、再生不良性貧血・無顆粒球症・赤芽球癆・血小板減少、急性腎障害、間質性肺炎、肝機能障害・黄疸、横紋筋融解症、腎・尿路結石、発汗減少にともなう熱中症、悪性症候群、幻覚・妄想・錯乱・せん妄などの精神症状。
- **薬価**：エクセグラン®錠（100mg25.4 円）。

投与管理のポイント

- てんかんの発作予防として、成人は最初 1 日 100～200mg を 1～3 回に分割経口投与する。以後 1～2 週ごとに増量して通常 1 日量 200～400mg まで漸増し、1 から 3 回に分割経口投与する。最高 1 日量は 600mg。
- 本薬の炭酸脱水酵素阻害作用から、尿路結石と発汗減少に注意が必要。
- とくに、知的障害を伴うてんかん患者へ投与する場合には、自覚症状を訴えない可能性もあるため、発汗減少とそれに伴う発熱にとくに注意する。

くすこれ 3 ポイント!

❶ 本薬に特徴的な副作用として、発汗が減少することに伴い、体温上昇から熱中症になることがあるので、とくに夏場は暑さ対策が必要。
❷ 妄想や抑うつなどの精神症状の副作用に注意。
❸ 食欲不振による副作用から、体重減少に注意。

Topics パーキンソン病にも効果

パーキンソン病に合併したてんかん患者に投薬したところ、てんかんの治療効果に加えて、パーキンソン病の症状も改善を認めたことから、2009年よりゾニサミドはパーキンソン病への適応を取得(ただし、商品名はトレリーフ錠、トレリーフ®OD錠)、2018年にはレビー小体型認知症に伴うパーキンソン症状に対して適応追加となっている。ただしパーキンソン病へのゾニサミドの投薬量は、最大1日50mgまでと、てんかん患者への投与量より少ない。

(山下博史)

53. 一般名 クロバザム

商品名：マイスタン®

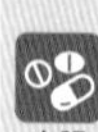

内服　マイスタン®

- **作用時間**：1.7 時間（ピーク値に達するまでの時間 Tmax）、30 時間（半減期 T1/2）。
- **適応**：ほかの抗てんかん薬で十分な効果が認められない部分てんかん、または全般てんかん。
- **禁忌**：本剤の成分に対し過敏症の既往歴のある患者、急性閉塞隅角緑内障の患者、重症筋無力症の患者。
- **作用**：GABA 系ニューロンの活性化によるてんかん発作の予防。
- **副作用（重大な副作用）**：依存性、呼吸抑制、中毒性表皮壊死融解症・皮膚粘膜眼症候群（Stevens-Johnson 症候群）。
- **薬価**：マイスタン®錠（10mg34.8 円）。

投与管理のポイント

- 成人は 1 日 10mg の経口投与より開始し、症状に応じて徐々に増量する。維持量は 1 日 10～30mg を 1～3 回に分割経口投与する。最高 1 日量は 40mg。
- 抗てんかん薬のマイスタン®は、睡眠薬のマイスリー®と名称が類似しているため、処方オーダーシステムでの選択ミスや調剤時の取り違えなどが発生している。医療事故などの事例収集を行う日本医療機能評価機構のウェブサイト上には、2012～2018 年の 6 年間で 28 件の事例が公表されている。名称の類似する 2 剤は薬効がまったく異なるため、けっして取り違えてはならない。

くすこれ3ポイント!

❶ 眠気やふらつきの副作用が多い。
❷ 呼吸困難や、喀痰増加・気道分泌増加にも注意。
❸ かならずほかの抗てんかん薬との併用となっている。そのためほかの併用抗てんかん薬との相互作用による、それぞれの血中濃度の変動に留意する。

（山下博史）

54. 一般名 ラモトリギン

商品名：ラミクタール、ラモトリギン

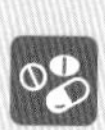

内服　ラミクタール錠

- **作用時間**：2 時間（ピーク値に達するまでの時間 Tmax）、30 時間（半減期 T1/2）。
- **適応**：部分てんかん・全般てんかん、双極性障害における気分エピソードの再発・再燃抑制。
- **禁忌**：本剤の成分に対し過敏症の既往歴のある患者。
- **作用**：Na チャネルの抑制などによるてんかん発作の予防、双極性障害における気分変動の抑制。
- **副作用（重大な副作用）**：中毒性表皮壊死融解症・皮膚粘膜眼症候群（Stevens-Johnson 症候群）、過敏症症候群、再生不良性貧血・汎血球減少・無顆粒球症、血球貪食症候群、肝炎・肝機能障害・黄疸、無菌性髄膜炎。
- **薬価**：ラミクタール錠（100mg168.6 円）。

投与管理のポイント

- てんかん発作の予防として、成人で単剤療法の場合は、ラモトリギンとして最初の2週間は1日25mg1日1回経口投与し次の2週間は1日50mgを1日1回経口投与し、5週目は1日100mgを1日1回または2回に分割して経口投与する。その後は、1~2週間ごとに1日量として最大100mgずつ漸増する。維持用量は1日100~200mgとし、1日1回または2回に分割して経口投与する。症状に応じて適宜増減するが、増量は1週間以上の間隔をあけて1日量として最大100mgずつ、1日用量は最大400mgまでとし、いずれも1日1回または2回に分割して経口投与する。バルプロ酸を併用する場合と、バルプロ酸を併用せず、グルクロン酸抱合を誘導する薬剤を併用する場合は、単剤療法と漸増方法が異なることに注意する。
- 部分発作、全般発作、欠神発作と有効発作スペクトラムは広く、副作用も催奇形性を含め全般に少ないが、重篤な皮膚障害を防止するため、投与開始時には漸増法となっている。患者が十分理解して遵守しているかの確認も必要。

くすこれ 3 ポイント!

1. 重篤な皮膚障害が出現することがあるため、患者に発疹や発赤、唇や口内のただれ、のどの痛み、目の充血などがないか、問診や視診で確認すること。
2. 眠気、めまい、複視（二重にぼやけて見える）も多い副作用。
3. 妊娠可能性のある女性、また高齢者にも使いやすい。

（山下博史）

55. 一般名 トピラマート

商品名：トピナ®、トピラマート

内服　トピナ®錠

- **作用時間**：2 時間（ピーク値に達するまでの時間 Tmax）、30 時間（半減期 T1/2）。
- **適応**：ほかの抗てんかん薬で十分な効果が認められない部分てんかん、または二次性全般化発作。
- **禁忌**：本剤の成分に対し過敏症の既往歴のある患者。
- **作用**：AMPA/ カイニン酸型グルタミン酸受容体の抑制などによるてんかん発作の予防。
- **副作用（重大な副作用）**：続発性閉塞隅角緑内障およびそれにともなう急性近視、腎・尿路結石、代謝性アシドーシス、乏汗症およびそれにともなう高熱。
- **薬価**：トピナ®錠（100mg135.2 円）。

投与管理のポイント

- てんかん発作の予防として、成人に 1 回量 50mg を 1 日 1 回または 1 日 2 回の経口投与で開始する。以後、1 週間以上の間隔をあけて漸増し、維持量として 1 日量 200～400mg を 2 回に分割経口投与する。1 日最高投与量は 600mg。
- クロバザムと同様にほかの抗てんかん薬で効果不十分な場合に併用療法として使用するが、本剤は二次性全般化発作を含む部分発作に適応がある。
- 中枢神経系の副作用（認知機能障害、抑うつなどの精神症状）を予防するため、少量から（25～50mg/ 日）開始し、緩徐に漸増する（25～50mg/ 週）ことで、長期の内服継続が可能となりやすい。体重減少は約 20% に認める多い副作用であり、機序としては食欲低下に加えて、AMPA/カイニン酸型グルタミン酸受容体の抑制が、関与していると考えられている。

- 過食に対する効果もあるが、保険適用はない。

くすこれ 3 ポイント!

1. 副作用で比較的多いのは、眠気、食欲不振、食欲亢進など。
2. 夏には発汗減少に伴う体温上昇からの熱中症に要注意。水分補給で症状が緩和される可能性がある。
3. セイヨウオトギリソウ（セント・ジョーンズ・ワート）を含有する食品（ハーブティーやサプリメントなど）は、薬の血中濃度を低下させるおそれがあるので避ける。

（山下博史）

56. 一般名 ペランパネル

商品名：フィコンパ®

内服　フィコンパ®錠

- **作用時間**：1時間（ピーク値に達するまでの時間 Tmax）、80時間（半減期 T1/2）。
- **適応**：てんかん患者の部分発作（二次性全般化発作を含む）、ほかの抗てんかん薬で十分な効果が認められない強直間代発作に対する併用療法。
- **禁忌**：本剤の成分に対し過敏症の既往歴のある患者、重度の肝機能障害のある患者。
- **作用**：AMPA型グルタミン酸受容体の抑制によるてんかん発作の予防。
- **副作用（重大な副作用）**：攻撃性などの精神症状。
- **薬価**：フィコンパ®錠（4mg315.9円）。

投与管理のポイント

- てんかん発作の予防として、部分発作に単剤療法で用いる場合は、成人および4歳以上の小児に1日1回2mgの就寝前経口投与より開始し、その後2週間以上の間隔をあけて2mgずつ漸増する。維持用量は1日1回4〜8mgとする。なお、症状により2週間以上の間隔をあけて2mg以下ずつ適宜増減するが、1日最高8mgまでとする。部分発作の併用療法と、強直間代発作の併用療法の場合の増量間隔や最高用量が異なることに注意。
- 本薬の内服タイミングは、就寝前投与である。本薬は投与後約1時間で血中濃度が最大となるので、服用後のめまい、傾眠など抑制性の副作用発現による転倒などを防ぐため、就寝前投与が承認された投与方法となっている。

くすこれ3ポイント!

❶ 副作用として易刺激性や攻撃性、自殺企図などの精神症状が現れることがあるため、患者の状態や病態の変化を注意深い観察が必要。
❷ めまい・ふらつきや、眠気・傾眠の副作用も多い。
❸ 副作用防止のため、就寝前 1 回投与となっている。

Topics

新規の作用機序

既存の抗てんかん薬の作用機序は、興奮性抑制と抑制系賦活化の大きく 2 つに分けられる。各種抗てんかん薬のおもな作用点として、電位依存性ナトリウムまたはカルシウムチャネルの阻害、神経伝達物質放出機構の調節、グルタミン酸神経伝達の抑制や γ - アミノ酪酸（GABA）系の賦活が挙げられる。既存の抗てんかん薬の多くはこれらの作用の単独または組み合わせで効果を発揮すると推定されているが、選択的に AMPA 受容体抑制を示す独自の作用機序の抗てんかん薬はペランパネルのみである。そのため、既存の薬剤では難治とされたけいれん発作に有効性を示すことが期待される。

（山下博史）

57. 一般名 ドネペジル

商品名：アリセプト®、ドネペジル

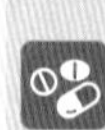

内服　アリセプト®錠

- **効果が出るまでの時間・作用時間**：Tmax（最高血中濃度到達時間）3～5 時間、消失半減期 70～80 時間であり、健康成人男子では錠剤 5mg の内服により約 2 週間で定常状態に達する。
- **適応**：アルツハイマー型認知症（AD）およびレビー小体型認知症（DLB）における認知症症状の進行抑制。
- **禁忌**：本剤の成分またはピペリジン誘導体に対して過敏症の既往歴のある患者。
- **併用注意**：スキサメトニウム（筋弛緩作用増強）、コリン賦活薬およびコリンエステラーゼ阻害薬（迷走神経刺激作用などのコリン刺激作用増強）、CYP3A 阻害薬、抗てんかん薬、非ステロイド性消炎鎮痛薬（消化性潰瘍）など。
- **作用機序**：アセチルコリン（AchE）を分解する酵素であるアセチルコリンエステラーゼを可逆的に阻害して脳内 Ach 量を増加させ、脳内コリン作動性神経系を賦活する。
- **副作用**：重大な副作用は、QT 延長、心室頻拍、心室細動、高度徐脈、心ブロックなどによる失神や心停止、消化性潰瘍、消化管出血、肝機能障害、てんかんなどの脳性発作、錐体外路症状、悪性症候群など。その他よくみられる副作用は食欲不振、悪心、嘔吐、下痢など。
- **薬価**：

・錠剤：3mg 錠・D 錠 161.3 円（後発）34.7～83.7 円、5mg 錠・D 錠 237.7 円（後発）54.6～128.6 円、10mg 錠・D 錠 419.6 円（後発）101.2～221.3 円。

・ゼリー：3mg160.9 円（後発）104.5 円、5mg 247.5 円（後発）165.7 円、10mg 452.8 円（後発）187.0～300.7 円

・細粒：0.5%231.7円/g（後発）81.7円/g。
・ドライシロップ1%448円/g。
・内用液（後発）3mg58.1～104.5円、5mg165.7円、10mg 187.0円。

投与管理のポイント

● 薬物療法は、日常生活におけるケアやリハビリテーション、環境調整などの非薬物療法と併用することが原則であり、認知症の行動・心理症状に対しては非薬物療法を薬物療法より優先的に実施する。したがって内服と併用して、認知症の人の活動支援や家族に対する生活指導、ケア指導をしっかりと行うことが大切である。

くすこれ3ポイント!

❶ 投薬管理のポイント：通常3mgから内服を開始し、数週間後に5mgに増量する。認知機能の低下した人には、重複内服がないよう、医療従事者、家族などの管理の下で投与する。軽度認知障害の患者に対する適応はない。

❷ 観察・アセスメントポイント：臨床的には、内服による意欲の向上を報告する家族が多いが、興奮や易怒性が増す場合もあり、投与後は第三者がよく観察すること。

❸ 患者支援・ケアのポイント：認知症の特効薬ではなく、症状の進行予防が目的である。内服だけでなく、脳を賦活する活動の促進や環境調整などを行うことが大切。

（大沢愛子・溝神文博・前島伸一郎）

58. 一般名 ガランタミン

商品名：レミニール®

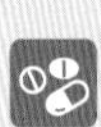

内服　レミニール®錠

- **分類：**コリンエステラーゼ阻害薬。
- **副作用：**重大な副作用は、失神・徐脈・心ブロック・QT延長などの不整脈、急性汎発性発疹性膿疱症、肝炎、横紋筋融解症など。その他、頻度の高い副作用は食欲不振、悪心、嘔吐、下痢、不眠、頭痛、めまい、高血圧など。
- **薬価：**〈錠剤〉4mgOD錠96.9円/錠、後発51.9円/錠。8mgOD錠172.8円/錠、後発77円/錠。12mgOD錠217.6円/錠、後発97円/錠。〈内用液〉4mg/mL0.4% 88.5円/mL。

投与管理のポイント

- 1日8mg（1回4mgを1日2回）から開始し、4週間投与後に1日16mgに増量し、経口投与する。症状に応じて24mgまで増量できる。
- 脳内アセチルコリン量を増加させ、認知症の症状の悪化予防を目的に投与される。アセチルコリンを分解する酵素のはたらきを抑えることがおもな作用機序だが、ニコチン性アセチルコリン受容体に対するアロステリック増強作用も併せ持ち、ほかのコリンエステラーゼ阻害薬と異なり認知症の行動・心理症状を抑制する効果も期待できる。
- 病態そのものの進行を改善させる効果は示されていない。
- ほかのコリンエステラーゼ阻害薬からスイッチする場合に休薬期間は必要としない。心疾患、消化器疾患、肝機能障害、腎障害などがある人は服用に注意が必要である。
- 投薬開始時や増量初期時に吐き気、食欲の低下、下痢、めまいなどの副作用がみられることがあるが、急に服用を中止したり減量したりすると認知症の症状が急速に悪化することがあるため、医師と相談しながら徐々に減量する必要がある。

くすこれ 3 ポイント!

❶ アセチルコリンだけでなく、ノルエピネフリン、セロトニン、グルタミン酸、γ-アミノ酪酸（GABA）などの神経伝達物質の放出も促進する。
❷ 認知症の行動・心理症状を抑制する効果が期待できる。
❸ 肝障害、腎障害のある患者では慎重な投与が必要である。

（大沢愛子・溝神文博・前島伸一郎）

59. 一般名 リバスチグミン

商品名：イクセロン®・リバスタッチ®、リバスチグミン

貼付　イクセロン®パッチ

- **分類：**コリンエステラーゼ阻害薬。
- **副作用：**重大な副作用は狭心症、心筋梗塞、房室ブロック、脳梗塞・脳出血、けいれん発作、重度の嘔吐、脱水、肝炎、精神症状など。その他、頻度の高い副作用は貼付部の紅斑・掻痒感・皮膚剥脱、嘔吐、悪心、めまい、頭痛、血圧上昇、血尿など。
- **薬価：**〈貼付剤〉4.5mg316.5円/枚、312.4円/枚、後発137.1円/枚。9mg355.3円/枚、351.7円/枚、後発154.2円/枚。13.5mg381円/枚、377.5円/枚、後発165.2円/枚。18mg398.8円/枚、396円/枚、後発173.4円/枚。

投与管理のポイント

- 1日1回4.5mgから開始し、4週間ごとに4.5mgずつ増量し、維持量として18mgを貼付する。
- 軽度および中等度のアルツハイマー型認知症における認知症症状の進行抑制を効能・効果とする。ほかの抗認知症薬と同様に、病態そのものの進行を予防する効果は確認されていない。
- 抗認知症薬のなかでは唯一の貼付剤であり嚥下障害や内服の理解が難しい認知症者にも使用でき、内服に関する介護負担を軽減できる可能性がある。背部、上腕部、胸部の正常で健康な皮膚に貼付し、24時間ごとに貼り替える。皮膚からゆっくりと吸収され血中濃度が長時間一定に保たれやすく、内服薬のように急激な血中濃度の上昇がないため、消化器症状などの副作用の軽減が期待でき

る。

- 一方、高頻度に皮膚症状が認められるため、貼付場所は毎日変更し、皮膚症状が出たときにはステロイド軟膏または抗ヒスタミン外用薬を使用するか、減量や休薬を検討する。また、はがし忘れに注意し、動きの激しい部分や汗をかきやすい場所、湿疹や傷がある場所、体毛が多い場所への貼付は避ける。ほかのコリンエステラーゼ阻害薬とは併用できない。

くすこれ3ポイント!

❶ 投薬管理：アルツハイマー型認知症と診断された人にのみ使用する。消化器症状などの副作用の発現がみられた場合には、減量するかこれらの症状が消失するまで休薬する。薬剤は家族などの第三者が管理し、貼付後は手についた薬剤を流すためよく手を洗うこと。

❷ 観察・アセスメント：1日1回24時間ごとに貼り替える。高率に皮膚症状を発症するため、発赤や発疹などの皮膚病変がないか毎日チェックする。悪心や嘔吐、下痢などの消化器症状の副作用が多いが、まれに徐脈や房室ブロック、けいれんなどの重篤な副作用があるため注意する。

❸ 患者支援・ケア：抗認知症薬のなかで唯一の経皮吸収型製剤であり、嚥下障害のある場合や内服拒否がある場合にも使用できる。貼付したかどうかも視覚的に確認できるため、投与の管理が容易である。

（大沢愛子・溝神文博・前島伸一郎）

60. 一般名 メマンチン

商品名：メマリー®、メマンチン

内服　メマリー®錠

- **効果が出るまでの時間・作用時間**：Tmax1～7時間、消失半減期60～80時間、投与2～3週間後で定常状態に達する。
- **適応**：中等度および高度アルツハイマー型認知症（以下、AD）における認知症症状の進行抑制。
- **禁忌**：本剤の成分に対して過敏症の既往歴のある患者。
- **併用注意**：ドパミン作動薬、NMDA受容体拮抗作用を有する薬剤など。
- **作用機序**：選択的にNMDA受容体のPCP結合部位に作用しチャネル機能を阻害することで、過剰なCaの流入を抑制し神経細胞傷害の進行を抑制する。
- **副作用**：重大な副作用は、けいれん、失神、意識消失、攻撃性・幻覚・せん妄などの精神症状、肝機能障害、横紋筋融解、不整脈など。その他よくみられる副作用は、めまい、頭痛、血圧上昇、食欲不振、血糖値上昇、転倒、浮腫など。
- **薬価**：

・錠剤：5mg錠・OD錠134.7円/錠（後発）51.1円、10mg錠・OD錠240.1円/錠（後発）91.5円、15mg・OD錠先発なし（後発）128.5円、20mg錠・OD錠429.5円/錠（後発）163.6円。

・ドライシロップ2%：406.9円/g（後発）193.9円。

投与管理のポイント

- 通常5mgから開始し、1週間に5mgずつ増量、維持量として1日1回20mgを内服する。AD以外で有効性は確認されておらず、適応はない。
- コリンエステラーゼ阻害薬との併用が可能で、認知症の行動・心理症状の改善が期待できるが、認知症の病態そのものを改善させる効果は示されていない。

- 高度の腎機能障害のある患者での維持量は 10mg であり、投薬中の腎機能の悪化に注意し、定期的な採血を行ってフォローする必要がある。
- 処方にあたっては、てんかんの既往がないかについても注意が必要である。

くすこれ 3 ポイント!

❶ 投薬管理のポイント：5mg から開始し、1 週間ごとに増量、維持量は 20mg であるが、腎機能障害のある人では 10mg が維持量となるため、腎機能の低下しがちな高齢者では投与にあたって注意が必要である。

❷ 観察・アセスメントポイント：家族や第三者が薬剤や症状を管理・観察すること。

❸ 患者支援・ケアのポイント：消化管の副作用は少ないが、投与初期にめまいや傾眠がみられることがあり、転倒に注意が必要である。

（大沢愛子・溝神文博・前島伸一郎）

61. 一般名 レボドパ

商品名：ドパストン®、ドパゾール®

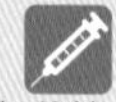

内服　ドパストン®カプセル／散　注射

- **作用時間**：半減期 1.3 時間。
- **適応**：パーキンソン病、パーキンソン症候群。
- **禁忌**：閉塞隅角緑内障患者。
- **配合禁忌**：なし。
- **作用**：レボドパはドパミン前駆物質で、脳内に入り芳香族アミノ酸脱炭酸酵素によってドパミンに変換される。そのドパミンが抗パーキンソン病作用を有する。レボドパ配合剤よりもジスキネジアは出現しにくい。レボドパを単剤で使用すると末梢においてもドパミンへの代謝が行われ、悪心・嘔吐などの消化器系の副作用の原因となる。まれに不整脈などの循環器症状が出る場合もある。
- **副作用**：悪心・嘔吐、食欲不振、口渇、めまい、不眠、頭痛、閉塞隅角緑内障、突発性睡眠、消化性潰瘍の悪化、溶血性貧血、不随意運動、精神症状、幻覚、錯乱、悪性症候群。
- **薬価**：散剤（98.5%60.7/g 円）、注射 258 円。

投与管理のポイント

- 初回 200～600mg/ 日、維持量 2,000～3,600mg/ 日で症状に合わせて投与する。レボドパ配合剤が一般的に処方されるため、使用頻度は多くない。
- 食事と競合するので、食後しばらくして（30 分程度）の内服が適切である。空腹時に内服するとジスキネジアが出現しやすい。手術などで経口摂取ができない場合、注射製剤で補うことがある。レボドパ / カルビドパ配合剤 100mg につきレボドパ 50～100mg 程度を静脈内に 1～2 時間かけて点滴投与する（症例や状況に応じて適宜投与量・投与時間を調整する)。レボドパの吸収障害が考えられる場合、空腹時の服用、水に溶かして（懸濁液）の服用、1回服用量を増量するなどの工夫でオフ症状が改善することがある。

- 観察・アセスメントのポイント：オンの持続時間、消化器症状に注意する。
- 患者支援・ケアのポイント：プロトンポンプ阻害薬の併用によって薬効が低下する可能性があるので併用薬をチェックする。消化管運動促進剤を併用することもある。

くすこれ 3 ポイント!

❶ レボドパ製剤の1つで、ドパミン分解阻害薬が配合されていない（レボドパ単剤）。
❷ 脳内移行の効率が悪く、消化器症状などの副作用が高率に認められる。
❸ 注射剤がある。

（西林宏起）

62. 一般名 レボドパ / ベンセラジド

商品名：マドパー®、イーシー・ドパール®、ネオドパゾール®

内服　マドパー®配合錠

- **適応**：パーキンソン病、パーキンソン症候群。
- **禁忌**：閉塞隅角緑内障。
- **配合禁忌**：なし。
- **作用**：レボドパはドパミン前駆物質で、脳内に入り芳香族アミノ酸脱炭酸酵素によってドパミンに変換される。レボドパ単剤を使用すると末梢においてもドパミンへの代謝が行われ、消化器系などの副作用の原因となる。レボドパ脱炭酸酵素阻害薬の併用で、中枢以外での脱炭酸反応を抑制して末梢性副作用を軽減し、脳内への移行を高める。レボドパ / カルビドパと比べて脱炭酸酵素阻害効果が強く、レボドパの最高血中濃度、吸収量が高いという報告がある。効果については差がないという見解と、より効果が高いという見解とがある。
- **副作用**：悪心・嘔吐、食欲不振、不随意運動、病的性欲亢進、幻覚、抑うつ、不眠、頭痛、口渇、発疹など。
- **薬価**：マドパー®（26.2 円）。

投与管理のポイント

- 初回100～300mg/日から開始する。症状に合わせて毎食後、あるいは時間を決めて投与する。維持量は300～800mg/日とする。
- 食事と競合するので、食後しばらくして（30分程度）の内服が適切である。空腹時に内服するとジスキネジアが出現しやすい。レボドパの吸収障害が考えられる場合、空腹時の服用、水に溶かして（懸濁液）の服用、1回服用量を増量するなどの工夫でオフ症状が改善することがある。
- 観察・アセスメントのポイント：オンの持続時間、消化器症状に注意する。
- 患者支援・ケアのポイント：レボドパ/カルビドパで悪心・嘔吐、動悸などの副作用がある場合は、レボドパ/ベンセラシドへの変更も考慮する。

くすこれ3ポイント!

1. レボドパ血中濃度はレボドパ・カルビドパ配合剤よりも高くなる。
2. 悪心・嘔吐、動悸などの副作用はレボドパ/カルビドパよりも少ないとされる。
3. レボドパ/カルビドパに比べて運動症状への高い効果を感じる患者もある。

（西林宏起）

63. 一般名 レボドパ / カルビドパ

商品名：ネオドパストン®、メネシット®、デュオドーパ®、カルコーパ®、ドパコール®、パーキストン®、レプリントン®

内服　ネオドパストン®配合錠

- **適応**：パーキンソン病、パーキンソン症候群。
- **禁忌**：閉塞隅角緑内障。
- **配合禁忌**：なし。
- **作用**：レボドパ脱炭酸酵素阻害薬の併用で、中枢以外での脱炭酸反応を抑制して末梢性副作用を軽減し、脳内への移行を高める。レボドパ持続経腸療法用の経腸用液（商品名：デュオドーパ）もある。レボドパ / ベンセラシドと比べて脱炭酸酵素阻害効果が弱く、末梢でのドパミン産生を抑制しきれずに、悪心・嘔吐、動悸などの副作用が出ることがあり、その際は、ベンセラシド配合レボドパへの変更も考慮される。デュオドーパ®は腸瘻造設後に持続投与するためのレボドパ・カルビドパ配合経腸溶液である。
- **副作用**：悪心・嘔吐、食欲不振、不随意運動、病的性欲亢進、幻覚、抑うつ、不眠、頭痛、口渇、発疹など。
- **薬価**：メネシット®（25円）。

投与管理のポイント

- 初回100～300mg/日から開始する。症状に合わせて毎食後、あるいは時間を決めて投与する。維持量は300～800mg/日とする。
- 食事と競合するので、食後しばらくして（30分程度）の内服が適切である。空腹時に内服するとジスキネジアが出現しやすい。レボドパの吸収障害が考えられる場合、空腹時の服用、水に溶かして（懸濁液）の服用、1回服用量を増量するなどの工夫でオフ症状が改善することがある。

- 観察・アセスメントのポイント：オンの持続時間、消化器症状に注意する。
- 患者支援・ケアのポイント：プロトンポンプ阻害薬の併用によって薬効が低下する可能性があるので併用薬をチェックする。消化管運動促進剤を併用することもある。レボドパ・カルビドパ配合経腸溶液の空腸持続投与システムはオフの軽減に有効であるが、チューブトラブルの問題がある。

くすこれ3ポイント!

1. カルビドパによりレボドパの末梢での産生を抑制し、中枢への移行を促す。
2. 悪心・嘔吐、動悸などの副作用がある。
3. 経腸用液もある。

（西林宏起）

64. 一般名 レボドパ/カルビドパ/エンタカポン

商品名：スタレボ®

内服　スタレボ®配合錠

- **作用時間：半減期**：レボドパ1.5時間、カルビドパ（レボドパ脱炭酸酵素阻害薬）1.8時間、エンタカポン（COMT阻害薬）1.1時間。
- **適応**：パーキンソン病：レボドパ・カルビドパ投与において症状の日内変動（ウェアリングオフ現象）が認められる場合。
- **禁忌**：悪性症候群、横紋筋融解症またはこれらの既往のある患者、閉塞隅角緑内障の患者。
- **配合禁忌**：モノアミン酸化酵素B（以下、MAOB）阻害薬（血圧上昇のおそれ）。
- **作用**：レボドパはドパミン前駆物質で、脳内に入り芳香族アミノ酸脱炭酸酵素によってドパミンに変換される。レボドパ単剤を使用すると末梢においてもドパミンへの代謝が行われ、消化器系などの副作用の原因となる。レボドパ脱炭酸酵素阻害薬（カルビドパ）を併用することで末梢での代謝を抑え、脳内に効率よくレボドパが取り込まれるようになる。また、ドパミン代謝の副経路であるカテコール-O-メチル基転移酵素（以下、COMT）系を阻害するCOMT阻害薬も配合することでレボドパの効果持続時間が延長する。
- **副作用**：傾眠、幻覚、不眠症、ジスキネジア、ジストニア、便秘、悪心、着色尿、貧血、悪性症候群。
- **薬価**：194.8円。

投与管理のポイント

- 1 回 100～200mg を症状に合わせて投与する。1 日 8 回を超えない。
- 食事と競合するので、食後しばらくして（30 分程度）の内服が適切である。空腹時に内服するとジスキネジアが出現しやすい。レボドパの吸収障害が考えられる場合、空腹時の服用、水に溶かして（懸濁液）の服用、1 回服用量を増量するなどの工夫でオフ症状が改善することがある。
- 観察・アセスメントのポイント：オンの持続時間、消化器症状に注意する。
- 患者支援・ケアのポイント：プロトンポンプ阻害薬の併用によって薬効が低下する可能性があるので併用薬をチェックする。消化管運動促進剤を併用することもある。

くすこれ 3 ポイント!

❶ レボドパの効果持続時間を延長させるため、カルビドパとエンタカポンが配合されている。
❷ MAOB 阻害薬との併用が禁忌となっている。
❸ レボドパ血中濃度の立ち上がりがやや遅い。

（西林宏起）

65. 一般名 トリヘキシフェニジル

商品名：アーテン®、塩酸トリヘキシフェニジル、セドリーナ®、トリヘキシフェニジル、パキソナール®、パーキネス®

内服　アーテン®錠／散

- **作用時間**：半減期 18 時間。
- **適応**：特発性・その他のパーキンソニズム、向精神薬投与によるパーキンソニズム、ジスキネジア、アカシジア。
- **禁忌**：閉塞隅角緑内症、重症筋無力症。
- **配合禁忌**：なし。
- **作用**：抗コリン薬である。線条体のコリン系介在ニューロンの活動を抑制する。早期パーキンソン病の振戦を含め全般的症状を改善しうる。レボドパに比べて、振戦以外の運動症状に対する効果は低い。進行期パーキンソン病に対する有効性は不明。レボドパ出現までパーキンソン病治療薬の中心的な薬剤であった。
- **副作用**：認知機能障害、幻覚、閉塞隅角緑内障、口渇、便秘、排尿障害、悪性症候群。
- **薬価**：8.8 円。

投与管理のポイント

- 1 日目 1mg、2 日目 2mg、以後 1 日 2mg ずつ増量し、維持量 6～10mg を 3～4 回に分割投与する。
- 多彩な副作用があり、高齢者や認知機能の低下した患者では使用を控える。
- 観察・アセスメントのポイント：振戦に対して有効とされている。認知機能に影響がないかを評価する。抗コリン作用による自律神経系の副作用（便秘、排尿障害、目のかすみ）に注意する。

●患者支援・ケアのポイント：消化管症状緩和、排便コントロールなどに留意する。便秘の場合は減量、中止も考慮する。長期投与では閉塞隅角緑内症を併発することがあり、必要に応じ眼科受診などを考慮する。

くすこれ3ポイント!

❶ 振戦に対して有効である。
❷ 眼症状や自律神経症状、認知機能低下の副作用がある。
❸ アセチルコリンの関与する使用禁忌疾患がある。

（西林宏起）

66. 一般名 ロピニロール

商品名：レキップ、ハルロピ、ロピニロール

内服

レキップ錠

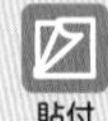
貼付

- **作用時間**：速放剤、徐放剤、貼付剤がある。半減期は示されてない。
- **適応**：パーキンソン病。
- **禁忌**：妊婦。
- **配合禁忌**：なし。
- **作用**：非麦角系薬ドパミン作動薬（アゴニスト）である。レボドパよりも半減期が長い。レボドパで治療開始するよりもジスキネジアの発現が遅い。若年で発症早期の治療に選択される。速放剤は早期、進行期の患者の運動症状を改善する。徐放剤は進行期の患者のオフ時間の短縮、日常生活に支障となるジスキネジアを伴わないオン時間の延長効果あり。夜間の症状や起床時の運動症状の改善が期待できる。
- **副作用**：突発性睡眠、傾眠（服用中には自動車の運転、機械の操作、高所作業など危険を伴う作業に従事不可）。幻覚、興奮、錯乱、せん妄、衝動制御障害、ジスキネジア、めまい、悪心、発疹、血管浮腫、悪性症候群。
- **薬価**：レキップCR（徐放剤）2mg（228.4円）。

投与管理のポイント

- 速放剤は0.25mg1日3回経口投与から漸増する（維持量15mgまで）。徐放剤は1日1回2mgから漸増する（維持量16mgまで）。
- 食事の影響をあまり受けない。
- 観察・アセスメントのポイント：突発性睡眠、傾眠などに注意する。衝動制御障害のリスクが高いため、若年者には注意が必要である。
- 患者支援・ケアのポイント：患者の活動性に合わせて速放剤、徐放剤、貼付剤を使い分ける。

くすこれ3ポイント!

❶ 徐放剤、貼付剤を有するドパミン作動薬（アゴニスト）である。

❷ 日常生活に支障となるジスキネジアを伴わないオン時間を延長し、起床時の運動症状の改善が期待できる。

❸ 突発性睡眠、傾眠、衝動制御障害などの副作用に注意が必要である。

（西林宏起）

67. 一般名 ロチゴチン

商品名：ニュープロ®

貼付　ニュープロ®パッチ

- **作用時間**：4.5mg を 24 時間貼付で半減期 5.3 時間。
- **適応**：パーキンソン病、中等度から高度の特発性レストレスレッグス症候群。
- **禁忌**：妊婦。
- **配合禁忌**：なし。
- **作用**：非麦角系ドパミン作動薬（アゴニスト）の貼付剤で安定した血中濃度が期待できる。早期単独治療、進行期レボドパ併用時に有効である。オフ時間短縮効果と、強いジスキネジアを伴うオン時間を増やさず、オン時間を増やす効果が期待できる。起床時の運動症状改善にも有効である。
- **副作用**：前兆のない突発性睡眠および傾眠（服用中には自動車の運転、機械の操作、高所作業など危険を伴う作業に従事不可）、幻覚、ジスキネジア、悪心、嘔吐、下腿浮腫、適用部位反応（掻痒、紅斑）など。
- **薬価**：2.25mg（278 円 / 枚）、18mg（1,017.2 円 / 枚）。

投与管理のポイント

- 1 日 1 回 4.5mg から始め 1 週間ごとに 1 日 4.5mg ずつ増量する。症状に合わせて用量を決める（1 日 36mg まで）。
- 毎日貼付部位を変える必要がある。貼付部位を外部熱（直射日光、あんかなど）に曝露させないようにする。
- 観察・アセスメントのポイント：皮膚のかゆみ、発疹に注意する。
- 患者支援・ケアのポイント：皮膚外用薬、皮膚ケアが必要である。医療現場で除細動、MRI、ジアテルミーを行う場合は除去する。

くすこれ 3 ポイント!

❶ ドパミン作動薬の貼付剤である。
❷ 経口摂取が困難な状況では経口薬との切り替えが可能である。
❸ 皮膚症状に注意が必要である。

（西林宏起）

68. 一般名 アポモルヒネ

商品名：アポカイン®

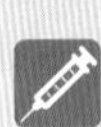

注射　アポカイン®皮下注 30mg

- **作用時間**：半減期 0.7〜0.99 時間、皮下注射ですみやかに効果が発現し、投与後 20 分程度で運動症状が改善し、およそ 90 分後に減弱する。
- **適応**：進行期パーキンソン病のオフ症状を改善する。レボドパ含有製剤の頻回投与およびほかの抗パーキンソン病薬の増量でもなお十分に効果が得られない場合。オン状態では、既存の治療薬で自活できるが、オフ状態では生活に支障が出る患者に対して使用する。単回使用が保険適用とされている。
- **禁忌**：重度肝不全。
- **配合禁忌**：とくになし。
- **作用**：非麦角系ドパミン作動薬（アゴニスト）である。
- **副作用**：傾眠、悪心、注射部位反応、ジスキネジア。
- **重大な副作用**：突発性睡眠、QT 延長、血圧低下、幻視など。
- **薬価**：7,910 円。

投与管理のポイント

- オフ症状のときに皮下投与する。1回1mgから始める。症状を見ながら最高6mgまで投与できる。
- オフ時の運動症状のために自分で皮下注射できない場合には家族、介護者による皮下注射が必要となる。介護者への教育も必要となる。
- 観察・アセスメントのポイント：現在の薬物内服状況で、オフがどのタイミングでどのように現れるか、患者の日内変動を把握する必要がある。
- 患者支援・ケアのポイント：使用にあたっては、介護体制、家人の介護力の評価が必要である。

くすこれ3ポイント!

1. 半減期が短くすみやかに効果が発現する非麦角系ドパミン作動薬（アゴニスト）である。
2. オフ症状のレスキュー治療として有効である。
3. 皮下注射の手技がやや煩雑である。

（西林宏起）

69. 一般名 アマンタジン

商品名：シンメトレル®、アマンタジン

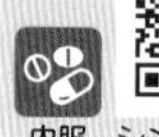

内服　シンメトレル®錠／細粒

- **作用時間**：半減期 10 時間。
- **適応**：パーキンソン症候群。脳梗塞後遺症に伴う意欲・自発性低下の改善。A 型インフルエンザウイルス感染症。
- **禁忌**：透析を必要とする重篤な腎障害のある患者、妊婦、授乳婦。
- **配合禁忌**：なし。
- **作用**：ドパミン遊離促進薬として抗パーキンソン作用を有する。レボドパ誘発性ジスキネジアを抑制する作用もある。
- **副作用**：悪性症候群：急激な減量、中止により、高熱、意識障害、筋硬直、ショック症状が出現する。中毒性表皮壊死性融解症、皮膚粘膜眼症候群、視力低下を伴うびまん性表在性角膜炎、精神症状（幻覚、妄想、せん妄、錯乱など）、けいれん、ミオクローヌス、異常行動など。
- **薬価**：5.9 円。

投与管理のポイント

- 初期量 100mg/ 日を 1〜2 回に分割投与する。症状に合わせて 1 日 300mg まで増量できる。
- 高齢者は潜在的に腎機能が低下しているので用量に注意する。
- 観察・アセスメントのポイント：パーキンソン症候群の小幅歩行などの歩行障害を改善させることがある。意欲やアパシーを改善する効果がある一方、精神症状をきたすこともある。
- 患者支援・ケアのポイント：安全な薬剤であるが、急激な減量・中止により悪性症候群をきたすことがある。

くすこれ 3 ポイント!

1. レボドパの服用によって誘発されるジスキネジアに有効である。
2. 幻覚・せん妄などの副作用がある。
3. 腎機能障害のある患者には慎重に投与する。

(西林宏起)

70. 一般名 セレギリン

商品名：エフピー®、セレギリン

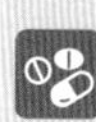

内服　エフピー® OD 錠 2.5

- **作用時間**：モノアミン酸化酵素B（以下、MAOB）阻害効果は最高40日間まで効果が持続するといわれている。1日1回の投与で安定した効果を有する。
- **適応**：早期パーキンソン病患者に対する単剤投与で運動症状の改善効果を有する。また、レボドパ開始時期を遅らせる効果がある。レボドパとの併用ではレボドパ服用量を減量する効果がある。ジスキネジアを増悪させやすい。覚醒剤の原料である。
- **禁忌**：統合失調症、覚醒剤・コカインなどの中枢興奮薬の依存。
- **配合禁忌**：ペチジン、トラマドール、SSRI（選択的セロトニン再取り込み阻害薬）、SNRI（セロトニン・ノルアドレナリン再取り込み阻害薬）、三環系抗うつ薬などとの併用でセロトニン症候群（精神症状、筋強剛、自律神経症状）を引き起こす可能性がある。
- **作用**：ドパミンの分解酵素であるMAOBのはたらきを阻害することによって脳内のドパミン濃度を上昇させ、パーキンソン症状を改善する。
- **副作用**：悪心・嘔吐、ジスキネジア、幻覚、せん妄、悪性症候群（急激な減薬による）。
- **薬価**：303.5円。

投与管理のポイント

- 1日1回2.5mg朝食後服用から始める。症状に合わせて漸増し、1日10mgまで投与できる。
- セロトニン症候群を引き起こす可能性のある併用薬に注意が必要である。
- 観察・アセスメントのポイント：早期パーキンソン病患者の運動症状を改善する。レボドパ併用の患者ではジスキネジアを増悪させることがある。
- 患者支援・ケアのポイント：進行期においては、幻覚、せん妄などの精神症状に注意する。

くすこれ3ポイント!

❶ 早期パーキンソン病患者の運動症状を改善する。
❷ ドパミン作動薬（アゴニスト）に比べて眠気が少ない。
❸ 薬剤相互作用に注意が必要である。

（西林宏起）

71. 一般名 ドロキシドパ

商品名：ドプス®、ドロキシドパ

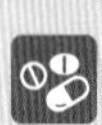

内服　ドロキシドパカプセル

- **作用時間**：半減期 1.5 時間。
- **適応**：パーキンソン病におけるすくみ足、立ちくらみ。シャイ・ドレージャー症候群、家族性アミロイドポリニューロパチーにおける起立性低血圧、失神、立ちくらみ。起立性低血圧を伴う血液透析患者のめまい・ふらつき・立ちくらみ・倦怠感、脱力感。
- **禁忌**：閉塞隅角緑内障、妊婦、重篤な末梢血管病変の血液透析。
- **配合禁忌**：ハロゲン含有吸入麻酔薬（セボフルランなど）で頻脈、心室細動のおそれ、カテコラミン製剤（イソプレナリンなど）で不整脈、心停止。
- **作用**：ノルアドレナリンの前駆物質。オン時のすくみ足に有効な例がある。パーキンソン病の起立性低血圧への有効性も認めるが、保険適用にはなっていない。
- **副作用**：悪心、血圧上昇、頭痛・頭重感、幻覚、悪性症候群、無顆粒球症。
- **薬価**：54.6 円。

投与管理のポイント

- 1日1回100mgから始め漸増する。維持量は1日600mg3回分割とし1日900mgまで増量できる。
- 血圧上昇や悪心などの副作用に注意する。
- 観察・アセスメントのポイント：すくみ足、小刻み歩行に有効とされている。すくみ足がオフのときに生じていれば、レボドパ製剤の調整で改善することが期待できるので、どの時間帯にすくみ足が出るか把握する。起立性低血圧による立ちくらみ、失神を伴う場合に使用されることがある。
- 患者支援・ケアのポイント：ドロキシドパを考慮する患者は、すくみ足や起立性低血圧により転倒しやすいことに留意する。

くすこれ3ポイント!

1. パーキンソン病のすくみ足や起立性低血圧に有効である。
2. 致死的不整脈をきたす配合禁忌がある。
3. 特有の副作用（血圧上昇、幻覚）がある。

（西林宏起）

72. 一般名 ゾニサミド

商品名：トレリーフ®、ゾニサミド

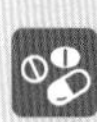

内服　トレリーフ®錠 25mg

- **作用時間**：半減期 94 時間。
- **適応**：パーキンソン病（レボドパ含有製剤にほかのパーキンソン病治療薬を併用しても効果が不十分な場合）。レビー小体型認知症に伴うパーキンソニズム。
- **禁忌**：妊婦。
- **配合禁忌**：なし。
- **作用**：もともと抗てんかん薬として使用されていた薬剤である。抗てんかん作用はカルシウムチャネル遮断、グルタミン酸放出抑制、GABA 受容体修飾作用などによる。抗パーキンソン作用についての機序はよくわかっていない。抗てんかん作用より少量の用量で、運動症状全般の改善、オフ時間の短縮が期待できる。振戦改善効果も有する。ジスキネジアや精神症状は悪化させにくい。
- **副作用**：眠気、自発性低下、体重減少、発汗減少、尿路結石、悪性症候群、中毒性表皮壊死融解症、皮膚粘膜眼症候群、無顆粒球症など。
- **薬価**：25mg（966.1 円）。

投与管理のポイント

- 1日1回25mgから投与を始める。症状に合わせて漸増し、1日50mgまで投与できる。
- 投与開始期に体質依存性の薬疹が出ることがある。
- 観察・アセスメントのポイント：振戦への効果が期待できる。特有の副作用（自発性の低下、体重減少、発汗減少、尿路結石）に注意が必要である。
- 患者支援・ケアのポイント：発汗減少によって体温が上昇することがある。

くすこれ 3 ポイント!

1. ほかのパーキンソン病治療薬に追加投与して運動症状の改善が期待できる。
2. ジスキネジアや精神症状が少ない。
3. 特有の副作用がある。

（西林宏起）

73. 一般名 イストラデフィリン

商品名：ノウリアスト®

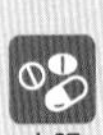

内服　ノウリアスト®錠 20mg

- **作用時間**：半減期 54 時間。
- **適応**：レボドパ含有製剤で治療中の進行期パーキンソン病におけるウェアリングオフ現象の短縮。
- **禁忌**：重度肝障害、妊婦。
- **配合禁忌**：なし。
- **作用**：パーキンソン病に対する新規作用機序を有するアデノシン A2A 受容体拮抗薬。大脳基底核神経細胞の GABA 分泌を抑制し、運動症状改善に寄与すると考えられている。進行期のオフ時間の短縮には有用であるが、早期の患者への効果はまだ報告されていない。ジスキネジアを増悪させることがある。アデノシン A2A 受容体拮抗作用は心筋虚血による不整脈が悪化する可能性があり、虚血性心疾患患者に対しては慎重投与となっている。
- **副作用**：ジスキネジア、便秘、幻視、幻覚、幻聴、妄想など。
- **薬価**：796.9 円。

投与管理のポイント

- レボドパ配合剤と併用する。1日1回20mg投与とし、症状に合わせて40mgまで増量できる。
- レボドパ薬剤血中濃度が高い時間帯に生じるジスキネジア（peak-dose dyskinesia）がみられた場合は減量中止を考慮する。
- 観察・アセスメントのポイント：進行期パーキンソン病患者のウェアリングオフ時間、ジスキネジアを観察する。作用時間が長いので睡眠時や早朝の運動症状（早朝ジストニアなど）を改善することがある。夜間、明け方の症状を把握する。
- 患者支援・ケアのポイント：排便、精神症状などをチェックする。

くすこれ 3 ポイント!

1. 進行期パーキンソン病患者のウェアリングオフに有効とされる。
2. ジスキネジアが増悪することがある。
3. 作用時間が長い。

（西林宏起）

74. 一般名 リルゾール

商品名：リルテック®、リルゾール

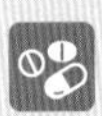

内服　リルテック®錠50

- **作用発現・作用時間**：1日2回8日間反復経口投与にて30分～2時間で最高血漿中濃度に到達。
- **適応**：年齢や筋萎縮性側索硬化症（以下、ALS）の病勢進展の程度にかかわりなく投与が推奨。とくに米国神経学会の勧告では、次の1）～4）を満たす患者への適応を推奨。1）世界神経学会の診断基準でdefiniteまたはprobableに該当、2）罹病期間が5年未満、3）努力性肺活量が正常値の60%以上、4）気管切開未実施。
- **禁忌**：重篤な肝機能障害のある患者、本剤または本剤の成分に対し過敏症の既往歴のある患者、妊娠または妊娠している可能性のある患者。
- **併用注意**：CYP1A2阻害薬（テオフィリン、カフェイン、クロミプラミン、アミトリプチリン、イミプラミン、ジクロフェナク、ニューキノロン系薬剤など）は本剤の排泄を遅延させる。
- **作用**：おもにグルタミン酸による興奮毒性を抑制することで神経細胞保護作用を発現。
- **副作用**：AST・ALTの異常、食思不振・悪心などの胃腸症状。重篤な副作用としてまれではあるが、アナフィラキシー様症状、好中球減少、間質性肺炎、肝機能障害・黄疸など。
- **薬価**：1,417.7円。

投与管理のポイント

①リルゾールはALSにおける初の治療薬として1996年に米国食品医薬品局の承認を受け、わが国でも1999年より使用可能となった。

②死亡、あるいは人工呼吸器装着のための挿管または気管

切開までの期間を生存期間と定義した場合、リルゾール100mg/日の内服投与にて生存期間が2～3カ月有意に延長することが明らかにされている。一方、運動機能や筋力に対する改善あるいは進行抑制の効果は認められていない。治療開始にあたってはこれらについて患者に十分説明したうえで同意を得ておく必要がある[1、2]。

③努力性肺活量60%未満に低下している患者には効果が期待できない。

くすこれ3ポイント!

❶ 神経細胞保護作用を発現し、ALSの病勢進展を抑制する薬剤として1回1錠（50mg）、1日2回（朝および夕食前）1日量100mgを経口投与する。
❷ 生存期間を2～3カ月延長する[1、2]。
❸ 努力性肺活量が60%未満の患者では投与しない。

（猪奥徹也）

75. 一般名 エダラボン

商品名：ラジカット®、エダラボン

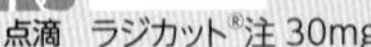

点滴　ラジカット®注 30mg

- **作用発現・作用時間**：作用発現 10～20 分、作用時間は不明。
- **適応**：筋萎縮性側索硬化症（以下、ALS）患者（ALS 重症度分類 1 度または 2 度、努力性肺活量〔%FVC〕が 80%以上および罹病期間が 2 年以内）。
- **禁忌**：重篤な腎機能障害のある患者。本剤または本剤の成分に対し過敏症の既往歴のある患者。
- **併用注意**：抗菌薬（セファゾリンナトリウム、セフォチアム、ピペラシリンなど）。
- **配合禁忌**：高カロリー輸液、アミノ酸製剤との混合または同一経路からの点滴はしないこと。抗てんかん薬の注射薬（ジアゼパム、フェニトインナトリウムなど）と混合しないこと。カンレノ酸と混合しないこと。
- **作用**：フリーラジカルを消去し脂質過酸化を抑制する作用により、脳細胞の酸化的障害を抑制する。
- **副作用**：急性腎不全、肝機能障害、血球減少など。
- **薬価**：3,818 円。

投与管理のポイント

①米国、カナダ、スイスなど海外においても次々と承認されており、標準的な ALS 治療薬として世界的に認知されつつある[1]。

②リルゾールとの併用は可能である。投与方法が 10～14 日間にわたる連日静脈内投与であるため、薬剤の効果とともに、患者の QOL への影響にも配慮しながら、本人・家人と相談のうえでクール数を個別に決めていくことになる。患者負担の軽減につながる経口懸濁剤の開発が進

んでおり、臨床への早期導入に期待されている[2)]。

③ ALS 軽症例での進行抑制効果以外にも、エダラボンの長期投与が ALS の生存率を向上させたとする報告もある[3)]。

くすこれ 3 ポイント!

❶ わが国発の ALS 治療薬として 2015 年に認可[1、2)]。

❷ 1 回 2 袋（エダラボンとして 60mg）を 60 分かけて 1 日 1 回点滴静注する。投与期と休薬期を組み合わせた 28 日間を 1 クールとし、これを繰り返す。第 1 クールは 14 日間連日投与する投与期の後 14 日間休薬し、第 2 クール以降は 14 日間のうち 10 日間投与する投与期の後 14 日間休薬する。

❸ ALS 軽症例において、ALS 機能評価スケールスコアの有意な低下抑制効果を示した[1、2)]。

（猪奥徹也）

76. 一般名 モルヒネ

商品名：モルヒネ

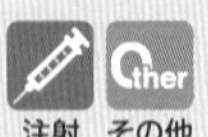

内服　モルヒネ塩酸塩錠 10mg「DSP」　　注射　その他

- **作用発現・作用時間：** 筋注で作用発現 10〜30 分、作用時間 60〜120 分。内服は不明。
- **適応：** 筋萎縮性側索硬化症（以下、ALS）進行期であり、呼吸筋障害にて呼吸苦を生じている状態、または非ステロイド性抗炎症薬（以下、NSAIDs）などの既存の治療では十分な緩和が得られない苦痛に対して用いる。
- **禁忌：** 重篤な呼吸抑制や肝障害のある患者、気管支喘息発作中の患者、慢性肺疾患に続発する心不全の患者、けいれん状態の患者など。
- **併用禁忌：** ナルメフェン（アルコール依存症患者における飲酒量の低減薬）。
- **作用：** μオピオイド受容体を介して発現し、強力な鎮痛・鎮静作用を有する。呼吸・咳嗽中枢を抑制し、呼吸抑制作用、鎮咳作用を現わす。
- **副作用：** 重大なものとして呼吸抑制、依存性、錯乱、麻痺性イレウスなど。その他に便秘、悪心・嘔吐、眠気など。
- **薬価：** モルヒネ（2,243.8 円 /g）。

投与管理のポイント

①長時間オキシコドンは経管投与できず、フェンタニル貼付剤は呼吸抑制や意識障害をきたしやすいため、ALS に使用するオピオイドの種類としては塩酸モルヒネ（短時間作用）、や硫酸モルヒネ（長時間作用）が推奨される[1)]。

②三環系抗うつ薬や抗コリン薬、持続低圧吸引などを用いて唾液を少なくしたり、ネブライザーを用いて排痰しやすくしたりする[1)]。

③人工呼吸器管理を拒否してモルヒネを開始した患者であっても、呼吸苦緩和の手段としての気管切開下での人工呼吸器管理の導入希望については随時を再確認する必要がある[1)]。

くすこれ 3 ポイント!

❶ 実際の使用方法としておおむねがんで用いる半量が目安。初回投与量は塩酸モルヒネ 2.5〜5mg で開始し、効果がなくなったら頓用し、1 日必要量を確認。1 日必要量が 10mg 以上となれば硫酸モルヒネに変更し、それを定期投与。塩酸モルヒネは頓用で使用。

❷ モルヒネによる呼吸苦や疼痛の緩和とともに、多くの症例では球麻痺を伴っており、唾液や喀痰への対応も必要となる。

❸ オピオイド使用の副作用としては呼吸抑制に注意。

(猪奥徹也)

77. 一般名 ジアゼパム

商品名：セルシン®、ホリゾン®、ダイアップ®、ジアゼパム

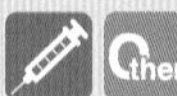

内服　セルシン®錠／散　注射　その他

- **効果発現までの時間**：注射：2～5 分、内服：30～90 分。
- **適応**：神経症における不安・緊張・抑うつ、てんかん重積状態におけるけいれんの抑制、麻酔前投薬など。
- **禁忌**：急性閉塞性緑内障、重症筋無力症、リトナビル投与中の患者。
- **慎重投与**：なし。
- **併用禁忌**：リトナビル。
- **配合禁忌**：ほかの注射薬と混合または希釈して使用しない（白濁するため）。
- **作用**：GABA 受容体に結合することにより、GABA による神経機能抑制作用を促進する。
- **副作用**：呼吸抑制、離脱症状、舌根沈下による上気道閉塞、眠気、ふらつき、めまい。
- **薬価**[1]：セルシン®錠（2mg6 円、5mg9.4 円、10mg15.4 円）、ホリゾン®錠（2mg6 円、5mg9.4 円）、ジアゼパム錠（2mg5.7 円、5mg5.8 円、10mg5.7 円）、セルシン®注（5mg1 管 61 円、10mg1 管 85 円）、ホリゾン®注（10mg1 管 85 円）、ジアゼパム注（5mg1 管 57 円、10mg1 管 59 円）、ダイアップ®坐剤（4mg57.4 円、10mg75.6 円）。

投与管理のポイント

①ミダゾラム（p.186）と作用機序や副作用などは同じだが、集中治療室にて鎮静目的で使用されることはほとんどなく、処置時の鎮静に使用されることが多い[2]。

②ベンゾジアゼピン系薬剤の中和剤であるフルマゼニルにより、鎮静の解除や呼吸抑制の改善などが期待できる。

③急速に静脈内に注射した場合や、細い静脈内に注射した場合に静脈炎を起こすことがある。血管痛や注射部痛、硬結などの発現に注意すること。

くすこれ3ポイント!

❶ 半減期が長く持続静注には用いられない。また呼吸抑制に注意する。
❷ フルマゼニル（アネキセート®）という中和剤が存在する。
❸ 血管刺激性が強いため、静脈炎を起こすことがある。

Topics[3)]

ジアゼパムを数日から数週間継続して使用すると、身体的依存につながる可能性がある。突然の中止や急速な減量により、急性離脱反応を引き起こす可能性があるため、中止する際には投与量を徐々に減らす漸減法を取り入れるようにする。

（奈良部修弘・新井貴人・江川悟史）

78. 一般名 デクスメデトミジン

商品名：プレセデックス®、デクスメデトミジン

注射　プレセデックス®静注液 200 μg「ファイザー」

- **効果発現までの時間 / 作用時間**：5〜10 分 /60〜120 分（用量依存）。
- **適応**：集中治療における人工呼吸器中および離脱後の鎮静、局所麻酔下における非挿管での手術および処置時の鎮静。
- **禁忌・慎重投与**：本剤の成分に対し過敏症の既往歴のある患者。
- **併用・配合禁忌**：アムホテリシン B/ ジアゼパムと配合変化（沈殿を生ずる）を起こすため混合しないこと。
- **作用**：強力かつ高い選択性で中枢性アドレナリンα_2受容体を刺激することにより交感神経の刺激伝達を抑制し、鎮静および鎮痛作用を示す。
- **副作用**：血圧低下、高血圧、徐脈（アトロピン投与で対処)、心室細動、心停止。徐脈については Ca 拮抗薬やβ遮断薬などとの併用により著しい徐脈となることがある。
- **薬価**[1]：プレセデックス®（200 μg3,559 円 / 瓶)、デクスメデトミジン（200 μg1,629 円 / 瓶)、プレセデックス®（200 μg3,645 円 /1 筒)、デクスメデトミジン（200 μg2,030 円 /1 筒)。

投与管理のポイント

①人工呼吸器離脱後（抜管後）にかけて投与可能。鎮静が浅いため、軽い刺激で容易に覚醒し意思の疎通が良好となる。弱いが鎮痛作用があるため併用するオピオイド系鎮痛薬の必要量を減らすことが可能となる。

②呼吸抑制が少ないため、人工呼吸器管理以外の場面でも、非侵襲的人工呼吸器（NIV)、アルコール離脱予防、侵襲的手技（消化管内視鏡、気管支鏡など）時の鎮静などに

も使用される[2)]。

③通常のローディングは6 μ /kg/ 時の量を 10 分間静注（初期負荷投与）し、続いて患者の状態に合わせて 0.2〜0.7 μ /kg/ 時の範囲で持続投与する（維持投与）。ただし維持投与から開始することも可能。10 分間のローディングを行うことにより徐脈が著明となるため、臨床現場ではあまり行われていないのが現状[2)]。

くすこれ 3 ポイント!

❶ 浅い鎮静が得られ、かつ弱いが鎮痛作用もある。
❷ 呼吸抑制、せん妄が少ない。
❸ ローディング（負荷投与）が必要となることがある。

Topics

200 μ g 50mL の濃度のプレフィルドシリンジタイプが先発品・後発品ともに発売されており、より迅速な投与が可能となった。また衛生的な投与や誤投薬防止も可能となっている。

（奈良部修弘・新井貴人・江川悟史）

79. 一般名 チアミラール

商品名：イソゾール、チトゾール

注射　イソゾール注射用 0.5g

- **効果発現までの時間 / 作用時間**：静脈内投与 1 分以内に最高血中濃度となる。
- **適応**：全身麻酔、全身麻酔の導入、局所麻酔薬・吸入麻酔薬との併用、精神神経科における電撃療法の際の麻酔、局所麻酔薬中毒・破傷風・子癇などに伴うけいれん。
- **禁忌・慎重投与**：ショックまたは大出血による循環不全、重度心不全患者、急性間欠性ポルフィリン症患者、アジソン病患者、重症気管支喘息患者。
- **併用・配合禁忌**：酸性領域の注射薬を混合した場合、混濁・沈殿を生じることがある。また、Ca^{2+}や重金属含有製剤との混合により難溶性の塩を形成することがある。
- **作用**：GABA 受容体に作用し GABA の作用を増強する。
- **副作用**：血圧低下、呼吸抑制、静脈炎、胃内容物停滞、血小板減少。
- **薬価**[1]：イソゾール注（0.5g460 円 / 瓶）、チトゾール注（0.3g467 円 / 瓶、0.5g479 円 / 瓶）。

投与管理のポイント

①末梢静脈の拡張による静脈還流減少が血圧低下の要因である。

②蒸留水で溶解した溶液は pH11 ほどとなり強アルカリ性を示す。そのため末梢静脈からの投与では静脈炎は必発となり、さらに動脈内への投与によりチアノーゼや皮膚色調変化、壊疽などを起こすといわれている[2]。

③強アルカリ性のため、酸性薬剤との混合により pH が低下すると、難溶性の物質を析出し、混濁・沈殿を生じる。

細胞外液の側管からの投与でも白濁を起こす。

くすこれ 3 ポイント!

❶ 著明な血圧低下、呼吸抑制が起こることがある[3]。
❷ 必ず中心静脈ラインから投与すること。動脈内への誤投与でチアノーゼ、壊疽などを起こすことあり。
❸ 輸液との配合変化に注意すること。

Topics

難治てんかん重積状態（refractory status epilepticus：RSE）において、発作が継続しているときの第3段階の治療薬として、チオペンタール（p.176）と同様に位置付けられている[4]。

（奈良部修弘・新井貴人・江川悟史）

80. 一般名 チオペンタール

商品名：ラボナール®

注射　ラボナール®注射用

- **効果発現までの時間 / 作用時間**：3〜5 分以内。
- **適応**：全身麻酔、全身麻酔の導入、局所麻酔薬・吸入麻酔薬との併用、精神神経科における電撃療法の際の麻酔、局所麻酔薬中毒・破傷風・子癇などにともなうけいれん、精神神経科における診断（麻酔インタビュー）。
- **禁忌・慎重投与**：チアミラール（p.174）参照。
- **併用・配合禁忌**：ブドウ糖液での調製は、沈殿を生じることがあるため避けること。ベクロニウムのような筋弛緩薬との混合で白色沈殿を生じるので、別ルートとするか、生理食塩液でルート内を洗浄したのちに投与すること。また全身麻酔用鎮痛薬であるレミフェンタニル（アルチバ®）との混合でも同様に沈殿が生じるため、別ルートとする、もしくは、生理食塩液でルート内を洗浄したのちに投与する。
- **作用**：GABA 受容体に作用し GABA の作用を増強する。
- **副作用**：血圧低下、呼吸抑制、静脈炎、胃内容物停滞、血小板減少。
- **薬価**[1]：ラボナール®注（0.3g841 円 /1 管、0.5g1,002 円 /1 管）。

投与管理のポイント

①神経興奮に関わる AMPA（αアミノ -3- ヒドロキシ -5- メソオキサゾール -4- プロピオン酸）受容体拮抗作用は、フェノバルビタールよりも 2〜3 倍強いといわれている[2]。

②蒸留水で溶解した溶液は pH11 ほどとなり強アルカリ性を示す。そのため末梢静脈からの投与では静脈炎は必発となり、さらに動脈内への投与によりチアノーゼや皮膚

色調変化、壊疽などを起こすといわれている[3]。

③強アルカリ性のため、酸性薬剤との混合によりpHが低下すると、難溶性の物質を析出し、混濁・沈殿を生じる。細胞外液の側管からの投与でも白濁を起こす。

くすこれ3ポイント!

❶ ミダゾラムやプロポフォールと比べ治療失敗が少ない。ただし、上記の副作用も強く発現する。

❷ 必ず中心静脈ラインから投与すること。動脈内への誤投与でチアノーゼ、壊疽など起こすことあり。

❸ 輸液との配合変化が結晶析出の原因となるため、メインは生理食塩液がよい。維持液や細胞外液の側管からの投与でも白濁・結晶化が起こる。

Topics 難治てんかん重積状態 (refractory status epilepticus: RSE) において、発作が継続しているときの第3段階の治療薬として位置付けられている[4]。

(奈良部修弘・新井貴人・江川悟史)

81. 一般名 プロポフォール

商品名：プロポフォール、ディプリバン®

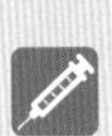

注射　プロポフォール静注

- **効果発現までの時間 / 作用時間**：1〜2分 /10〜15分。
- **適応**：全身麻酔の導入および維持、集中治療における人工呼吸中の鎮静。
- **禁忌・慎重投与**：小児、本剤にはダイズ油と卵黄レシチンが含有されているため、これらの成分にアレルギーがある患者への投与は十分注意すること。
- **併用・配合禁忌**：基本的にはほかの薬剤と混合しない。
- **作用**：GABA受容体に作用して神経細胞抑制作用を増強することにより鎮静作用を示す。
- **副作用**：低血圧、徐脈、呼吸抑制、PRIS（プロポフォール注入症候群）。
- **薬価**[1]：ディプリバン®注（20mL1,095円/1管）、プロポフォール注（20mL576円/1管）、ディプリバン®（100mL1,502円/瓶）、プロポフォール（100mL1,198円/瓶）、ディプリバン®キット（50mL1筒1,626円）。

投与管理のポイント[2]

- 集中治療における人工呼吸中の鎮静に対しては通常0.03〜0.30mL/kg/時（プロポフォールとして0.3〜3.0mg/kg/時）の投与速度で投与される。てんかん重積状態でも発作をコントロールするために使用することがある。1〜2mg/kgで静注後、脳波モニタリング下で25mg/kg/時で用いる[3]。
- PRISとはpropofol infusion syndromeの略で、高用量かつ長時間投与すると起こりやすいといわれている。症状は代謝性アシドーシスや高トリグリセリド血症、急性腎障害、高K血症、横紋筋融解症など多岐にわたる。治療としては早期にプロポフォールの投与を中止することである。

- 短時間作用型バルビツレートほどではないが、末梢血管拡張作用による低血圧が著明に出る。
- 防腐剤未使用、脂肪乳剤のため汚染により細菌が増殖し、重篤な感染症を起こすことがあるため、投与開始から12時間後までの早い時間に交換すること、ダイズ油からできた薬剤であり1mL＝1.1kcalとなるので、長期間使用時は栄養管理に注意しなければいけない。

くすこれ3ポイント!

❶ 導入が早く、かつ半減期が短いので中止からの覚醒および意識状態の確認をすみやかに行うことができる。

❷ 高用量・長時間（＞4mg/kg/時、＞48時間）使用でPRISを発現しやすくなる[2)]。

❸ 血圧低下を起こすため、循環動態不安定例への投与は注意する。単独ルートは12時間ごとの交換。1mL=1.1kcalである。

Topics[3)]

全身麻酔の導入および維持に対して本剤を使用する際には、ディプリフューザーTCI機能を用いた投与方法がある。TCI（target-controlled infusion）とは、薬物動態モデルを用いて輸液ポンプの投与速度を調節し、血中濃度を望んだ値にコントロールする方法である。TCI機能を使用するには、TCI機能を搭載したシリンジポンプと1%ディプリバン®注キットが必要となる。

（奈良部修弘・新井貴人・江川悟史）

82. 一般名 ミダゾラム

商品名：ドルミカム®、ミダフレッサ®、ミダゾラム

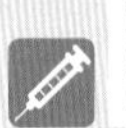

注射　ドルミカム®注射液 10mg

- **効果発現までの時間 / 作用時間：**（0.3mg/kg）30 秒 /2 時間以上。
- **適応：**麻酔前投薬、全身麻酔の導入・維持、集中治療における人工呼吸器中の鎮静、歯科・口腔外科領域における手術および処置時の鎮静。
- **禁忌・慎重投与：**過敏症、緑内障の患者、重症筋無力症のある患者、急性アルコール中毒。
- **併用・配合禁忌：**CYP3A4 阻害作用のある薬剤、チオペンタール注射薬（直後に白濁沈殿する）、pH の高い（アルカリ性）薬剤（ジアゼパム、フロセミドなど）との配合で白濁・沈殿を起こす可能性がある。
- **作用：**GABA 受容体を賦活化（刺激）することにより鎮静効果と抗けいれん作用を示す。
- **副作用：**依存症、無呼吸・呼吸抑制・舌根沈下、ショック、心停止、心室頻拍・心室頻脈、悪性症候群。
- **薬価** [1]：ドルミカム®注（10mg/2mL112 円）、ミダフレッサ®（10mg/10mL3,392 円 / 瓶）。

投与管理のポイント

① 36〜48 時間以上の持続投与 [2] や腎機能低下などにより尿中排泄率が低下すると、ミダゾラムの組織内からの再分布も加わり覚醒遅延の原因となる。

②拮抗薬であるフルマゼニルの半減期 60 分を有意に超える薬剤では、覚醒後に再鎮静がかかることがある。またミダゾラムの間欠投与では効果が期待できるが、長時間持続投与している場合は覚醒後に再鎮静となるリスクが

ある。

③基本的には希釈して使用となるが、原液で使用することもある。添付文書に記載はないが、原液で使用する場合は、私見ではあるがCVルートを確保することが望ましい。

くすこれ3ポイント!

❶ プロポフォールと比較して循環動態に与える影響は少ないといわれている。

❷ 拮抗薬：フルマゼニル（ただし、ミダゾラムの長時間の持続により組織内に蓄積し作用時間が延長しやすい状況では覚醒後の再鎮静のリスクがある)。

❸ pHが高く血管炎のリスクがあるためなるべく太い静脈を選択すること。

Topics

てんかん重積状態の第一段階の治療として、ミダゾラム筋注・ジアゼパムまたはロラゼパムの静注が推奨される。第二段階の治療はフォスフェニトイン、レベチラセタム、バルプロ酸の静注が、第三段階の治療として、ミダゾラムやプロポフォール、チオペンタールの使用が推奨される。このように、段階的に治療を行うことがガイドラインでも推奨されている[3)]。

（奈良部修弘・新井貴人・江川悟史）

83. 一般名 フェンタニル

商品名：アブストラル®、フェンタニル、フェントス®

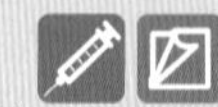

内服　アブストラル®舌下錠　注射　貼付

- **効果発現までの時間 / 作用時間**：5分/30〜40分。
- **適応**：麻酔（全身・局所）使用における疼痛、激しい疼痛（術後疼痛、がん性疼痛など）に対する鎮痛。
- **禁忌・慎重投与**：筋弛緩薬の使えない患者、過敏症の既往がある患者（呼吸抑制を起こしやすい患者、けいれん発作の既往のある患者、喘息患者）。
- **併用・配合禁忌**：輸液（ラクテック®注、マンニットT注15%など）、プロポフォール、ニカルジピンなどでは配合変化は認められていない。私見ではあるが、抗菌薬との配合変化試験は行っていないため可能なかぎり別ルートが望ましい。
- **作用**：μオピオイド受容体に作用し鎮痛効果を示す（モルヒネの50〜100倍）。
- **副作用**：依存、呼吸抑制、筋強直による換気困難、血圧低下、ショック、錐体外路障害、悪心・嘔吐。
- **薬価**[1]：アブストラル®舌下錠（100μg566円、200μg791.4円、400μg1,089.5円）、フェンタニル注（0.1mg1管276円、0.25mg1管465円）（後発品のみ注0.5mg1管921円）、フェントス®テープ（0.5mg301.6円/1枚、8mg3,663.6円/1枚）。

投与管理のポイント

- 挿管中の咽頭部など強い痛みに対して、0.02〜0.04mL/kg/時（フェンタニルとして1〜2μg/kg/時）の速度で投与される。くも膜下出血の術前の挿管時など、十分な鎮痛が必要な際は積極的に用いる。また、頭部外傷や脳卒中急性期など疼痛による頭蓋内圧上昇などを避けるためにも、適切な使用が望まれる。

- 麻薬に分類される。廃棄される麻薬は品名および数量などを麻薬診療施設の開設者が30日以内に届け出る必要がある[2)]ため、残液などもまとめて管理する必要がある。
- ナロキソン：呼吸抑制の拮抗に使用。投与後3分以内に効果が現れ、20〜60分ほど持続する（30分で効果が著明に減少するという報告もある[3)]）。フェンタニルの長期間使用によって呼吸抑制の再発の可能性もあるため注意が必要。基本鎮痛作用の減弱はないとされているが、なかには鎮痛作用の減弱により、興奮状態、血圧上昇をきたすことがあるため注意が必要。オピオイド作用の急速な拮抗により悪心・嘔吐、発汗、頻脈、過呼吸、振戦がみられることがある[4)]。
- 蓄積性：脂溶性が高く組織内に移行しやすい[3)]。高齢者では、体組織の脂質の割合が多くなるためより組織内への蓄積率が高くなることが予想される。また、長期間の使用によりこの割合が多くなることも予想される。

くすこれ3ポイント！

❶ 麻薬のため、管理が煩雑。
❷ ナロキソンという拮抗薬が存在する。
❸ 蓄積性がある。

Topics

①肝代謝：肝臓にて代謝される薬剤のため、腎機能低下患者（血液透析〔hemodialysis：HD〕患者など）に対して減量の必要性は少ない。高齢者では肝血流量の低下から作用時間が延長したという報告もある[3)]。

②皮膚などに付着した場合は流水で洗い流す。石けんやアルコール、親油性の高いローションなどは皮膚吸収を高める可能性があるため使用しないこと。

③フェンタニルの経皮吸収製剤においてモルヒネ製剤に比べ便秘の副作用が少ないと報告がある[5)]。

（奈良部修弘・新井貴人・江川悟史）

84. 一般名 ブプレノルフィン

商品名：レペタン®、ノルスパン®、ブプレノルフィン

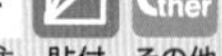

注射　レペタン®注　貼付　その他

● **効果発現までの時間／作用時間**：静注：2分/5〜6時間、筋注：5分/5〜6時間。

● **適応**：

・注射薬：術後・各種がん・心筋梗塞症の鎮痛、麻酔補助。

・坐薬：術後・各種がん。

・貼付剤：治療困難な変形性関節症および腰痛症にともなう慢性疼痛。

● **禁忌・慎重投与**：重篤な呼吸抑制・肺機能障害・肝機能障害、頭部外傷、頭蓋内圧上昇、妊婦。

● **併用・配合禁忌**：バルビタール系薬剤。

● **作用**[1, 2]：オピオイド受容体に対して部分的な作用して鎮痛作用を示す（モルヒネの25〜50倍）。

● **副作用**：薬物依存、呼吸抑制、血圧低下、頭蓋内圧上昇、せん妄、妄想、急性肺水腫など。

● **薬価**[3]：レペタン®注（0.2mg1管125円、0.3mg1管192円）、レペタン®坐薬（0.2mg156.2円、0.4mg201.6円）、ノルスパン®テープ（5mg1,588.3円、10mg2,446.4円、20mg3,768.5円）。

投与管理のポイント

- 天井効果とは、ある一定量を超えて投与量を増やしても効果が頭打ちになることで、ブプレノルフィンは1.2mg/日[3)]、または2mg/日[2)]が有効限界といわれている。
- 受容体との親和性が高く、解離半減期が166分とされているため作用時間が長く、ナロキソンを使用しても容易に拮抗されない[2)]。

くすこれ3ポイント!

❶ 天井効果がある[2)]。
❷ 拮抗薬：ナロキソン。
❸ ただし、ブプレノルフィンが受容体と結合しやすいため、効果は乏しい。

Topics

アメリカでは、オピオイド依存症の治療として承認された製剤（日本未承認）がある[4)]。

（奈良部修弘・新井貴人・江川悟史）

85. 一般名 ペンタゾシン

商品名：ソセゴン®、ペンタゾシン

内服　ソセゴン®錠25mg

注射

- **効果発現までの時間 / 作用時間**：静注で2〜3分/120〜180分。
- **適応**：各種がん、術後、心筋梗塞、胃・十二指腸潰瘍、腎・尿路結石、麻酔前投薬および麻酔補助。
- **禁忌・慎重投与**：頭部外傷がある患者または頭蓋内圧が上昇している患者、重篤な呼吸抑制状態にある患者および全身状態が著しく悪化している患者。
- **併用・配合禁忌**：ナルメフェン（セリンクロ®）投与中または投与中止後1週間以内、バルビタール系薬剤と同じ注射筒での混合（沈殿を生じる）。
- **作用**：中枢神経系におけるオピオイド受容体に結合することにより鎮痛効果を発現する。
- **副作用**：傾眠、悪心・嘔吐、めまい、血圧上昇、呼吸抑制。
- **薬価**[1)]：ソセゴン®錠（25mg36.50円）、ソセゴン®注（15mg1管61円、30mg1管117円）、ペンタゾシン注（15mg1管59円、30mg1管92円）。

投与管理のポイント

- 実際の投与例：突然の頭痛により救急外来受診。初療室にて痛み遷延、増強したため、本剤を静脈注射した。
- 交感神経刺激作用により、末梢血管収縮作用、血圧上昇、心筋酸素消費量を増加させるため、心疾患や脳出血、くも膜下出血での使用は避けること。
- 投与量を増やしても鎮痛効果が頭打ちとなる天井効果を有している。また、弱いオピオイド拮抗作用も有するため、強オピオイドと競合し作用を拮抗する[2)]。
- 麻薬でないため通常の処方箋で処方可能である。第2種向精神薬に指定されているため、患者への使用などについては記録の義務はないが[3)]、危機管理上帳簿にて管理している施設が多い。

くすこれ3ポイント!

1. 心疾患や脳出血、くも膜下出血での使用を避けること。
2. 麻薬性鎮痛薬と異なり天井効果があり、オピオイド麻薬の効果に拮抗する[2)]。
3. 麻薬のように取扱上の煩雑さはないが、施設によっては帳簿管理薬である。

Topics ほかの薬との鎮痛効果の比較は、ペンタゾシン30mgに対し、モルヒネ10mgとフェンタニル0.1mg、ブプレノルフィン0.2mgとが力価が同じくらいといわれている[2)]。

（奈良部修弘・新井貴人・江川悟史）

86. 一般名 レミフェンタニル

商品名：アルチバ®、レミフェンタニル

注射　アルチバ®静注用

- **効果発現までの時間 / 作用時間**：約 1 分 /5～10 分。
- **適応**：全身麻酔の導入、維持の鎮痛。
- **禁忌・慎重投与**：過敏症の既往のある患者（硬膜外および脊髄くも膜下腔への投与[1]）。
- **併用・配合禁忌**：チオペンタール（沈殿を生じる）、血液 / 血清 / 血漿と同じルート（有効成分が代謝される）。
- **作用**：μオピオイド受容体に作用し鎮痛効果を示す。
- **副作用**：筋硬直、血圧低下、徐脈、呼吸抑制。
- **薬価**[2]：アルチバ®注（2mg2,111 円 / 瓶、5mg4,921 円 / 瓶）。

投与管理のポイント

①麻薬に分類される[3]。フェンタニル（178 頁）参照。

②効果発現が早く急速に呼吸抑制などが起こる可能性がある。また、作用時間が短く持続投与でないと鎮痛コントロールが難しいことが手術室での使用のみとされている理由である。

③作用機序的にはナロキソンにより作用の拮抗は得られるが、非特異的エステラーゼ（分解酵素）によってすみやかに分解されること、分布容積（組織への移行）が小さいため蓄積性がないことなどから拮抗薬の必要性は少ない。

くすこれ3ポイント!

❶ 麻薬のため、管理が煩雑。
❷ 作用発現が早く、早期に呼吸抑制がかかってしまうこと。作用時間が短く、覚醒がすみやかである。このことから医師が専任で患者の全身状態を監視する必要があるため、手術室でしか使用できない。
❸ 生体内で分解されやすいため、拮抗薬がほぼ必要ない。

Topics

①凍結乾燥製剤（粉末製剤）のため、用時溶解の必要がある。希釈せずに投与されることがまれにあるとのこと。一般的には0.1mg/mLの溶液をつくる。
②ルート内にある残液が手術終了（麻酔終了）後、輸液の接続によって押し出され、手術室退出後に呼吸抑制が起こった事例が報告されている[4)]。

（奈良部修弘・新井貴人・江川悟史）

87. 一般名 ファモチジン

商品名：ガスター®、ファモチジン、プロスター®

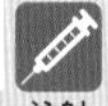

内服　ガスター®錠　注射

- **作用時間**：最高血中濃度到達時間 2.8 時間、半減期 3.05 時間、効果発現時間 1 時間、効果持続時間 10～12 時間。
- **適応**：胃潰瘍、十二指腸潰瘍、吻合部潰瘍、上部消化管出血（消化性潰瘍、急性ストレス潰瘍、出血性胃炎による）、逆流性食道炎、Zollinger-Ellison 症候群、急性胃炎、慢性胃炎の急性増悪期。
- **禁忌**：ファモチジン過敏症。
- **配合禁忌**：なし。
- **作用**：H_2 受容体拮抗薬（H_2 ブロッカー）である。胃粘膜壁細胞の基底膜側に存在するヒスタミン H_2 受容体を遮断することで、プロトンポンプ刺激を抑制し、胃酸分泌を抑制する。またペプシン分泌抑制作用も有する。
- **副作用**：ショック、アナフィラキシー、再生不良性・溶血性貧血、汎血球・血小板減少、無顆粒球症、中毒性表皮壊死融解症、皮膚粘膜眼症候群、肝機能障害、黄疸、横紋筋融解症、QT 延長、意識障害、けいれん、間質性腎炎、急性腎不全、間質性肺炎、不全収縮。
- **薬価**：散剤（2%20mg/g40.8 円、10%100mg/g180.2 円）、錠剤（10mg21.1 円、20mg27.5 円）、口腔内崩壊錠（10mg21.1 円、20mg27.5 円）、注（10mg133 円、20mg203 円）。

投与管理のポイント

①ガイドラインで推奨される使用方法：急性期脳卒中の1.5～7.8%に消化管出血が合併するとされ、とくにアジア人ではリスクが高い。脳神経救急疾患に合併する消化管出血にH_2受容体拮抗薬が有効であるため、脳卒中治療ガイドラインでも予防的投与を考慮してもよいとの記載がある。H_2受容体の酸抑制効果はプロトンポンプ阻害薬（以下、PPI）に劣るため、消化性潰瘍診療ガイドラインにおいては、消化性潰瘍急性期にはPPIの使用が推奨されている。一方、H_2受容体拮抗薬は維持療法において有効性が示されている。

②投薬管理の注意事項：PPIと異なりH_2受容体拮抗薬には処方制限はなく長期処方が可能である。

③腎障害時の投与量調整：腎排泄の薬剤であるため、腎機能障害患者や透析患者では減量が必要である。

クレアチニンクリアランス（mL/分）	投与法
Ccr ≧ 60	1回20mg 1日2回
60>Ccr>30	1回20mg 1日1回
	1回10mg 1日2回
30 ≧ Ccr	1回20mg 2～3日に1回
	1回10mg 1日1回
透析患者	1回20mg 透析後1回
	1回10mg 1日1回

＊ガスター添付文書より。

くすこれ3ポイント！

❶ 急性期脳卒中患者の消化管出血予防および消化性潰瘍に対する維持療法の第一選択薬とされる。
❷ 投与期間の制限なし。
❸ 腎機能障害患者では用量調整が必要。

（田中優子）

88. 一般名 ラニチジン

商品名：ザンタック、ラニチジン

内服

ザンタック錠

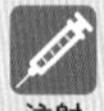
注射

- **作用時間**：最高血中濃度到達時間 2.0 時間（錠 75mg）、半減期 2.7 時間（錠 75mg）投与 2 時間以内には胃酸分泌が 95% 抑制。
- **適応**：胃潰瘍、十二指腸潰瘍、吻合部潰瘍、Zollinger-Ellison 症候群、逆流性食道炎、上部消化管出血（消化性潰瘍、急性ストレス潰瘍、急性胃粘膜病変による）、急性胃炎、慢性胃炎の急性増悪期、麻酔前投薬。
- **禁忌**：ラニチジン過敏症。
- **配合禁忌**：なし。
- **作用**：H_2 受容体拮抗薬（H_2 ブロッカー）である。胃粘膜壁細胞の基底膜側に存在するヒスタミン H_2 受容体を遮断することで、プロトンポンプ刺激を抑制し、胃酸分泌を抑制する。またペプシン分泌抑制作用も有する。
- **副作用**：ショック、アナフィラキシー、再生不良性貧血、汎血球・血小板減少、無顆粒球症、肝機能障害、黄疸、横紋筋融解症、意識障害けいれん、ミオクローヌス、間質性腎炎、中毒性表皮壊死融解症、皮膚粘膜眼症候群。
- **薬　価**：錠　剤（75mg14 円、150mg15.2 円）、注 2.5%（50mg/2mL98 円、100mg/4mL162 円）。

投与管理のポイント

①②ファモチジン（p.190）を参照。

③腎障害時の投与量調整。

ラニチジンは肝臓の代謝酵素により代謝の影響を受けるが、おもには腎排泄の薬物である。腎機能障害患者では血中濃度が増大しやすいので、減量が必要である。

クレアチニンクリアランス（mL/分）	投与法
Ccr>70	1回150mg 1日2回
70≧Ccr≧30	1回75mg1日2回
30>Ccr	1回75mg 1日1回

＊ザンタック添付文書より。

くすこれ3ポイント!

❶ 急性期脳卒中患者の消化管出血予防および消化性潰瘍に対する維持療法の第一選択とされる。
❷ 投与期間の制限なし。
❸ 腎機能障害患者では用量調整が必要。

（田中優子）

89. 一般名 ランソプラゾール

商品名：タケプロン®、ランソプラゾール、タピゾール

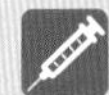

内服　タケプロン®OD 錠　注射

- **作用時間**：最高血中濃度到達時間（OD 錠 1.3 時間、カプセル 2.1 時間）、半減期（OD 錠 1.2 時間、カプセル 1.1 時間）、注射用（1.6～4.2 時間）。胃酸による活性化を受けて作用するため効果発現は数時間以上かかるが、効果は不可逆的なため、プロトンポンプの寿命（3 日程度）は効果が持続する。
- **適応**：胃潰瘍、十二指腸潰瘍、吻合部潰瘍、逆流性食道炎、Zollinger-Ellison 症候群、非びらん性胃食道逆流症、低用量アスピリン投与時・非ステロイド性抗炎症薬投与時における胃潰瘍または十二指腸潰瘍の再発抑制、ヘリコバクター・ピロリの除菌の補助。
- **禁忌**：ランソプラゾール過敏症、アタザナビル硫酸塩、リルピビリン塩酸塩を投与中の患者。
- **配合禁忌**：アタザナビル、リルピビリン（抗ウイルス薬）。
- **作用**：胃粘膜の壁細胞に局在し、酸分泌の最終過程でプロトンポンプとして働いている（H^+ + K^+）-ATPase を阻害することにより胃酸分泌を抑制する。
- **副作用**：アナフィラキシー、ショック、汎血球・血小板減少、無顆粒球症、溶血性貧血、貧血、重篤な肝機能障害、中毒性表皮壊死融解症、皮膚粘膜眼症候群、間質性肺炎、腎炎。
- **薬価**：口腔内崩壊錠（15mg67.5 円、30mg118.2 円）、カプセル（15mg67.5 円、30mg118.2 円）、注射用（30mg421 円）。

投与管理のポイント

①処方期間、適応の注意事項：プロトンポンプ阻害薬（PPI）は強い胃酸分泌抑制作用があるため、急性期消化性潰瘍

治療の第一選択薬である。胃潰瘍に使用するときは8週まで、十二指腸潰瘍に使用するときは6週までと、投与期間に制限がある。なお、維持療法ではH_2受容体遮断薬が第一選択薬となっている。

② NSAIDs/アスピリンとの作用期間：NSAIDsおよび低用量アスピリンと併用するときは例外的に処方期間の制限はない。なお、アスピリンとランソプラゾールの合剤（タケルダ®）も発売されている。

③薬物相互作用に関する注意事項：この薬剤の作用である胃酸分泌抑制によって吸収が影響される薬剤や、肝代謝酵素で代謝される薬剤は効果に影響を受ける。これらの薬剤との併用がないか、処方薬を確認する。

- 胃酸分泌抑制により吸収が増加する薬剤（効果が大きくなる）：ジギタリス、スルホニル尿酸（SU）薬。
- 胃酸分泌抑制により吸収が低下する薬剤（効果が小さくなる）：アタザナビル（併用禁忌）、リルピビリン（併用禁忌）、イトラコナゾール、ジピリダモール、ゲフィチニブ。
- 肝代謝酵素により作用が増強する薬剤：タクロリムス。
- 肝代謝酵素により作用が減弱する薬剤：クロピドグレル・テオフィリン。

くすこれ3ポイント！

❶ H_2受容体拮抗薬よりも強い胃酸分泌抑制作用を持つ。
❷ 非ステロイド性抗炎症薬（NSAIDs）や低容量アスピリン投与時に一緒に用いることが多い。
❸ クロピドグレル・ジギタリス製剤・抗ウイルス薬など相互作用のある薬剤が多い。

（田中優子）

90. 一般名 ボノプラザン

商品名：タケキャブ®

内服　タケキャブ®錠

●**作用時間**：最高血中濃度到達時間（10mg1.75時間、20mg1.5時間）、半減期（10mg6.95時間、20mg6.85時間）。ほかのプロトンポンプ阻害薬（以下、PPI）と異なり胃酸による活性化が不要のため、効果発現の立ち上がりはすみやかであり、初回投与においても、60%以上において24時間後も効果で認定。

●**適応**：

・1日1回20mg：胃潰瘍（8週間まで）、十二指腸潰瘍（6週間まで）、逆流性食道炎。

・1日1回10mg：低用量アスピリン投与時における胃潰瘍または十二指腸潰瘍の再発抑制、非ステロイド性抗炎症薬投与時における胃潰瘍または十二指腸潰瘍の再発抑制。

・1日2回20mg7日間：ヘリコバクター・ピロリの除菌の補助。

●**禁忌**：本剤の成分に対し過敏症の既往歴のある患者、アタザナビル硫酸塩、リルピビリンを投与中の患者。

●**併用禁忌**：アタザナビル、リルピビリン。

●**作用**：酸による活性化を必要とせず、カリウムイオンに競合的な様式でプロトンポンプを阻害し、胃酸分泌を抑制する。プロトンポンプの酵素活性を不可逆的に阻害する従来のPPIと区別して、カリウムイオン競合型アシッドブロッカー（P-CAB）とよばれる。

●**副作用**：汎血球減少、無顆粒球症、白血球減少、血小板減少、中毒性表皮壊死融解症（toxic epidermal necrolysis：TEN）、皮膚粘膜眼症候群（Stevens-Johnson症候群）、多形

紅斑、偽膜性大腸炎などの血便を伴う重篤な大腸炎。

- **薬価**：10mg（131.4円）、20mg（197.4円）。

投与管理のポイント

①薬剤の効果や作用時間：PPIに比較して、胃酸分泌抑制効果が強い。また胃酸による活性化を必要としないため作用発現がすみやかで、胃酸による分解も受けにくいため作用が長時間継続する。

②代謝における利点（PPIと比較して）：おもに肝臓のCYP3A4で代謝される。CYP2C19でおもに代謝されるPPIと異なり、遺伝子多型の影響を受けにくいため、作用の個人差が少ない。

③強力な胃酸抑制効による副作用：高ガストリン血症（胃カルチノイド腫瘍が発生しやすい）やクロストリジウム・ディフィシルによる感染、骨折・肺炎・ビタミンB12欠乏、薬剤相互作用、低マグネシウム血症などが起こりうる。長期間漫然と内服しないよう注意が必要である。

くすこれ3ポイント!

❶ 胃酸抑制効果が強い。
❷ 代謝の個人差が少ない。
❸ 胃酸抑制が強いための副作用も起こりうる。

（田中優子）

くすされ メモ

2部 関連薬剤

91. 一般名 グリメピリド

商品名：アマリール®、グリメピリド

- **分類**：スルホニル尿素（以下、SU）薬（インスリン分泌促進薬）。
- **用法・用量**：1日0.5〜1mgから開始し、1〜2回朝または朝夕、食前または食後に経口投与。維持量は1日1〜4mg。
- **重要な副作用**：遷延性低血糖。

Nurse's Check!

❶ 膵臓のβ細胞を刺激し、インスリン分泌を促進するため、内服薬のなかではもっとも強力な糖尿病治療薬の1つ。そのため、副作用である低血糖や体重増加をきたしやすい。

❷ 腎機能・肝機能が低下した患者、高齢者、食欲が不安定な患者では、遷延性低血糖を起こすリスクが高く、注意が必要である[1)]。

❸ 絶食時には必ず休薬する。食事を摂取せずに内服した場合は重篤な低血糖を起こす可能性がある。

92. 一般名 グリクラジド

商品名：グリミクロン®、グリクラジド

- **分類**：SU薬（インスリン分泌促進薬）。
- **用法・用量**：1日40mgから開始し、1日1〜2回（朝または朝夕）食前または食後に経口投与。維持量は通常1日40〜120mg。
- **重要な副作用**：遷延性低血糖。

Nurse's Check!

❶ グリメピリドと同じSU薬（インスリン分泌促進薬）の1つであり、強力な血糖降下作用があるため、やはり副作用である低血糖も起こしやすい。

❷ 腎機能・肝機能が低下した患者、高齢者、食欲が不安定な患者では、低血糖に注意が必要でる。

❸ 絶食時には必ず休薬する。

❹ 重症低血糖のほとんどは、インスリン注射もしくはスルホニル尿素薬が原因である[1)]。

（小森田祐二・大隈俊明）

93. 一般名 ミチグリニド

商品名：グルファスト®

- **分類**：グリニド薬（速効型インスリン分泌促進薬）。
- **用法・用量**：1回10mgを1日3回毎食直前。
- **重要な副作用**：低血糖。

Nurse's Check!

❶ SU薬と同じく膵β細胞からのインスリン分泌を促進し血糖を下げるが、作用時間が短いため、次の食前には効果が消失している[1]。
❷ 効果が早いため、食「直前」に内服すること[2]。食後内服では効果が減弱する。
❸ 絶食時には必ず休薬する。
❹ SU薬とは併用できない。

94. 一般名 レパグリニド

商品名：シュアポスト®、レパグリニド

- **分類**：グリニド薬（速効型インスリン分泌促進薬）。
- **用法・用量**：1回0.25mgより開始し、1日3回毎食直前に経口投与。維持量は1回0.25〜0.5mgだが、最大1回1mgまで増量可。
- **重要な副作用**：低血糖。

Nurse's Check!

❶ グリニド薬のなかでは効果作用時間が長く、低血糖リスクはやや高い。
❷ 胆汁排泄であるため、腎機能が低下していても使用可能である（慎重投与）。
❸ 効果が早いため、食「直前」に内服すること[1]。食後内服では効果が減弱する。
❹ 絶食時には必ず休薬する。
❺ スルホニル尿素薬とは併用できない。

（小森田祐二・大隈俊明）

95. 一般名 ミグリトール

商品名：セイブル®、ミグリトール

- **分類：**αグルコシダーゼ阻害薬（以下、α -GI 薬）。
- **用法・用量：**1 回 50mg を、1 日 3 回毎食直前に経口投与。1 回量を 75mg まで増量可。
- **重要な副作用：**下痢、腹部膨満、放屁増加。

Nurse's Check!

❶ 腸での糖の吸収を抑えることで食後の高血糖を抑える。そのため、腸管ガス、腹部膨満、下痢などの副作用が出やすい。
❷ 食後に内服すると効果減弱するため、食直前に内服する。
❸ α -GI 薬内服患者が低血糖を起こした場合、ブドウ糖以外の糖は吸収が遅れるため、必ずブドウ糖を投与する[1]。

96. 一般名 ボグリボース

商品名：ベイスン®、ボグリボース

- **分類：**α -GI 薬。
- **用法・用量：**1 回 0.2mg を、1 日 3 回毎食直前に経口投与。1 回量を 0.3mg まで増量可。
- **重要な副作用：**下痢、腹部膨満、放屁増加。

Nurse's Check!

❶ ミグリトールと同じα -GI 薬の 1 つであり、腸での糖の吸収を抑えるため、腸管ガス、腹部膨満、下痢などの副作用が出やすい。
❷ 食後に内服すると効果減弱するため、食直前に内服する。
❸ α -GI 薬内服患者が低血糖を起こした場合、ブドウ糖以外の糖は吸収が遅れるため、必ずブドウ糖を投与する[1]。
❹ 糖尿病発症前の耐糖能異常患者にも唯一保険適用がある薬剤であり、糖尿病発症の抑制効果が示されている[2]。

（小森田祐二・大隈俊明）

97. 一般名 メトホルミン

商品名：メトグルコ®、グリコラン®、メトホルミン

- **分類**：ビグアナイド薬（インスリン抵抗性改善薬）。
- **用法・用量**：1日500mgより開始し、1日2～3回に分けて食直前または食後に経口投与。通常1日750～1,500mgとするが、1日最高投与量は2,250mgまで可。
- **重要な副作用**：乳酸アシドーシス、下痢。

Nurse's Check!

❶ 腎機能低下患者（糸球体ろ過量〔eGFR〕45未満）、高齢者（75歳以上）では慎重投与、とくにeGFR30未満では禁忌である。脱水、感染などで腎機能は変化しやすいため注意が必要である。

❷ 造影CTなどで使用するヨード造影剤は、腎機能低下によってメトホルミン血中濃度が増し、乳酸アシドーシスのリスクが高まるため、検査前後ではメトホルミンを中止する[1)]。

❸ 配合薬に多く含まれており、配合薬でも上記注意が必要である（メトアナ®、エクメット®、イニシンク®、メタクト®など）。

98. 一般名 ピオグリタゾン

商品名：アクトス®、ピオグリタゾン

- **分類**：チアゾリジン薬（インスリン抵抗性改善薬）。
- **用法・用量**：15～30mgを1日1回朝食前または朝食後に経口投与する。1日45mgを上限とする。
- **重要な副作用**：心不全、浮腫、乳酸アシドーシス、下痢。

Nurse's Check!

❶ 食事運動療法が不十分だと、体重増加をきたしやすい。

❷ 体液貯留しやすく、浮腫、心不全増悪をきたすことがある。

❸ 膀胱がんのリスクが上昇する報告があり、膀胱がん治療中の患者では投与を避ける[1)]。

❹ 女性では骨折の発症頻度が上昇する報告があり、骨折リスクが高い患者では慎重に投与する[2)]。

（小森田祐二・大隈俊明）

99. 一般名 シタグリプチン

商品名：ジャヌビア®、グラクティブ®

- **分類：**DPP-4 阻害薬。
- **用法・用量：**50mg を 1 日 1 回経口投与。最大 100mg まで増量可。
- **重要な副作用：**低血糖（単独では起こしにくい）、急性膵炎、便秘、水疱性類天疱瘡。

Nurse's Check!

❶ インクレチン（消化管から分泌され、インスリン分泌を促すホルモン）を分解する DPP-4 を阻害することで、とくに食後血糖を低下させる[1]。
❷ 1 日 1 回内服、単独では低血糖を起こしにくく体重増加もないため、高齢者に使用されやすい。
❸ 腎機能に応じて用量調節が必要。
❹ SU 薬との併用で低血糖頻度が増加するため、併用時には SU 薬を減量する。

100. 一般名 ビルダグリプチン

商品名：エクア®

- **分類：**DPP-4 阻害薬。
- **用法・用量：**1 回 50mg を 1 日 2 回朝、夕に経口投与。患者の状態に応じて 1 日 50mg に減量可。
- **重要な副作用：**低血糖（単独では起こしにくい）、急性膵炎、便秘、水疱性類天疱瘡、肝機能障害。

Nurse's Check!

❶ シタグリプチンと同じインクレチン関連薬だが、半減期が短いため、1 日 2 回の投与を基本とする。
❷ 重度の肝機能障害のある患者では禁忌である。
❸ SU 薬との併用で低血糖頻度が増加するため、併用時には SU 薬を減量する。

（小森田祐二・大隈俊明）

101. 一般名 リナグリプチン

商品名：トラゼンタ®

- **分類**：DPP-4 阻害薬。
- **用法・用量**：5mg を 1 日 1 回経口投与。
- **重要な副作用**：低血糖（単独では起こしにくい）、急性膵炎、便秘、水疱性類天疱瘡、肝機能障害。

Nurse's Check!

❶ 胆汁中に排泄されるため、腎機能・肝機能障害による調整が不要である。

❷ SU 薬との併用で低血糖頻度が増加するため、併用時には SU 薬を減量する。

102. 一般名 トレラグリプチン

商品名：ザファテック®

- **分類**：DPP-4 阻害薬
- **用法・用量**：100mg を 1 週間に 1 回経口投与。
- **重要な副作用**：低血糖（単独では起こしにくい）、急性膵炎、便秘、水疱性類天疱瘡。

Nurse's Check!

❶ 週 1 回内服型の DPP-4 阻害薬であり、1 日 1 回製剤と効果・副作用は同等とされる[1)]。

❷ 本剤の服用を忘れた場合は、気づいた時点で決められた用量のみを服用し、その後はあらかじめ定められた曜日に服用する。

❸ 腎機能に応じて用量調節が必要。

（小森田祐二・大隈俊明）

103. 一般名 イプラグリフロジン

商品名：スーグラ®

- **分類**：SGLT2 阻害薬。
- **用法・用量**：50mg を 1 日 1 回朝食前または朝食後に経口投与。1 回 100mg まで増量可。
- **重要な副作用**：尿路感染、性器感染、ケトアシドーシス、脱水、体重減少。

Nurse's Check!

❶ 尿中に糖を出すため、尿路・性器感染症を起こしやすい（SGLT2 阻害薬全般）[1]。
❷ 高齢者、とくに 75 歳以上では脱水をきたしやすく、水分摂取指導が必要である（SGLT2 阻害薬全般）[2]。
❸ 1 型糖尿病にも適応がある。

104. 一般名 エンパグリフロジン

商品名：ジャディアンス®

- **分類**：SGLT2 阻害薬。
- **用法・用量**：10mg を 1 日 1 回朝食前または朝食後に経口投与。1 回 25mg まで増量可。
- **重要な副作用**：尿路感染、性器感染、ケトアシドーシス、脱水、体重減少。

Nurse's Check!

❶ 尿中に糖を出すため、尿路・性器感染症を起こしやすい（SGLT2 阻害薬全般）[1]。
❷ 高齢者、とくに 75 歳以上では脱水をきたしやすく、水分摂取指導が必要である（SGLT2 阻害薬全般）[1]。
❸ 心血管イベントの抑制効果、腎機能低下の抑制効果が証明されている[2, 3]。

（小森田祐二・大隈俊明）

105. 一般名 トホグリフロジン

商品名：アプルウェイ®、デベルザ®

- **分類**：SGLT2 阻害薬。
- **用法・用量**：20mg を 1 日 1 回朝食前または朝食後に経口投与。
- **重要な副作用**：尿路感染、性器感染、ケトアシドーシス、脱水、体重減少。

Nurse's Check!

❶ 尿中に糖を出すため、尿路・性器感染症を起こしやすい（SGLT2 阻害薬全般）[1]。
❷ 高齢者、とくに 75 歳以上では脱水をきたしやすく、水分摂取指導が必要である（SGLT2 阻害薬全般）[1]。
❸ SGLT2 阻害薬のなかでは半減期がもっとも短い[2]。

106. 一般名 ダパグリフロジン

商品名：フォシーガ®

- **分類**：SGLT2 阻害薬
- **用法・用量**：5mg を 1 日 1 回朝食前または朝食後に経口投与。1 回 10mg まで増量可。
- **重要な副作用**：尿路感染、性器感染、ケトアシドーシス、脱水、体重減少。

Nurse's Check!

❶ 尿中に糖を出すため、尿路・性器感染症を起こしやすい（SGLT2 阻害薬全般）[1]。
❷ 高齢者、とくに 75 歳以上では脱水をきたしやすく、水分摂取指導が必要である（SGLT2 阻害薬全般）[1]。
❸ 心血管疾患の抑制効果、腎機能低下の抑制効果が証明されている[2, 3]。
❹ 1 型糖尿病にも適応がある。

（小森田祐二・大隈俊明）

107. 一般名 インスリンアスパルト／インスリンリスプロ／インスリングルリジン

商品名：ノボラピッド®、ヒューマログ®、アピドラ®、インスリンリスプロ

- **分類**：超速効型インスリン。
- **用法・用量**：食直前に皮下注射。
- **効果**：最大作用時間 1～3 時間、持続時間 3～5 時間[1]。

Nurse's Check!

❶「基礎インスリン」「追加インスリン」のうち、「追加インスリン」の 1 つである。
❷ 基本的には毎食「直前」に皮下注射する。
❸ 食事を摂取しない際は基本的に注射しない。
❹ 食事量不安定な場合は、食後に食事量に応じて減量して打つなどの工夫が必要である。

108. 一般名 ヒトインスリン

商品名：ノボリン®、ヒューマリン®

- **分類**：速効型インスリン。
- **用法・用量**：食時 30 分前に皮下注射。
- **効果**：最大作用時間 1～3 時間、持続時間 5～7 時間[1]。

Nurse's Check!

❶「基礎インスリン」「追加インスリン」のうち、「追加インスリン」の 1 つである。
❷ 食事を摂取しない際は基本的に注射しない。
❸ レギュラーインスリンともよばれ、静脈内投与にも適応している[2]。

（小森田祐二・大隈俊明）

109. 一般名 インスリングラルギン

商品名：ランタス®、ランタス®XR、インスリングラルギン

- **分類**：持効型インスリン。
- **用法・用量**：1日1回、朝食前または就寝前の一定の時間に皮下注射。
- **効果**：作用持続時間 ランタス®：約24時間、ランタス®XR：24時間超[1)]。

Nurse's Check!

❶「基礎インスリン」「追加インスリン」のうち、「基礎インスリン」の1つである。
❷ 約24時間作用しており、基本的にはあまりピークがない。
❸ 基礎インスリンであるため、食事を摂取しないときでも基本的には注射する。
❹ ランタス®XRはランタス®を濃縮したもので、さらに作用時間が長い[2)]。

110. 一般名 インスリンデグルデク

商品名：トレシーバ®注フレックスタッチ®、トレシーバ®注ペンフィル®

- **分類**：持効型インスリン。
- **用法・用量**：1日1回、一定の時間に皮下注射。前後8時間以内であれば変更可。
- **効果**：作用持続時間 42時間超[1)]。

Nurse's Check!

❶「基礎インスリン」「追加インスリン」のうち、「基礎インスリン」の1つである。
❷ もっとも作用時間が長いインスリンであり、安定した効果が期待できる。
❸ 基礎インスリンであるため、食事を摂取しないときでも基本的には注射する。

（小森田祐二・大隈俊明）

111. 一般名 リラグルチド

商品名：ビクトーザ®

- **分類**：GLP-1 受容体作動薬。
- **用法・用量**：1 日 1 回 0.9mg、朝または夕に皮下注射。1 日 0.3mg から開始し、1 週間以上あけて 0.3mg ずつ増量（1 回 1.8mg まで）。
- **重要な副作用**：悪心、下痢、便秘、低血糖、膵炎。

Nurse's Check!

❶ インスリン分泌能促進、胃内容物排泄抑制作用があり、血糖低下効果と食欲低下効果、体重減少効果がある[1]。
❷ インスリンと同じ皮下注射製剤だが、インスリンではないことに注意。
❸ 初期に悪心などの消化器系副作用があるため、少量より開始し漸増する。
❹ インスリンとの併用も可能である。

112. 一般名 デュラグルチド

商品名：トルリシティ®

- **分類**：GLP-1 受容体作動薬。
- **用法・用量**：1 週間に 1 回 0.75mg を皮下注射。
- **重要な副作用**：悪心、下痢、便秘、低血糖、膵炎。

Nurse's Check!

❶ インスリン分泌能促進、胃内容物排泄抑制作用があり、血糖低下効果と食欲低下効果、体重減少効果がある[1]。
❷ 週 1 回の皮下注射であり、用量調節も不要である。
❸ インスリンと同じ皮下注射製剤だが、インスリンではないことに注意。
❹ 投与を忘れた場合、次回投与まで 3 日間（72 時間）以上ある場合はただちに投与し、その後はあらかじめ定めた曜日に投与する。

（小森田祐二・大隈俊明）

113. 一般名 プラバスタチン

商品名：メバロチン、メバレクト、プラバスタチン Na

- **分類**：HMG-CoA 還元酵素阻害薬。
- **用法・用量**：1 日 10mg、1 回または 2 回分服。
- **副作用**：横紋筋融解症、ミオパチー、肝障害、血小板減少症、末梢神経障害、過敏症状、間質性肺炎、発疹、下痢、胃不快感など。

Nurse's Check!

❶ わが国初のスタチン。水溶性のため幹細胞選択性が高い。
❷ 相互作用が少ない。
❸ スタチン一般にいえることであるが、横紋筋融解症と肝障害には注意。内服開始後には筋肉痛の有無、採血採尿で肝障害がないこと、ミオグロビン尿がないことを確認。妊婦、授乳婦には禁忌。

114. 一般名 シンバスタチン

商品名：リポバス、シンバスタチン

- **分類**：HMG-CoA 還元酵素阻害薬。
- **用法・用量**：1 日 1 回 5mg、LDL-c 低下不十分：1 日 20mg まで増量可。
- **副作用**：横紋筋融解症、ミオパチー、肝障害、血小板減少症、末梢神経障害、過敏症状、間質性肺炎、筋肉痛、倦怠感、テストステロン低下など。

Nurse's Check!

❶ プロドラッグ、脂溶性。
❷ ワーファリンと相互作用あり、効果増強させるので注意。
❸ スタチン一般にいえることであるが、横紋筋融解症と肝障害には注意。内服開始後には筋肉痛の有無、採血採尿で肝障害がないこと、ミオグロビン尿がないことを確認。妊婦、授乳婦には禁忌。

（鹿毛淳史・松本康史）

115. 一般名 フルバスタチン

商品名：**ローコール、フルバスタチン**

- **分類**：HMG-CoA 還元酵素阻害薬。
- **用法・用量**：1日1回20〜30mg、20mgから開始、LDL-c低下不十分：1日60mgまで増量可。
- **副作用**：横紋筋融解症、ミオパチー、肝障害、過敏症状、間質性肺炎、胃不快感、倦怠感、悪心、胸やけ、腹痛、頭痛、勃起不全など。

Nurse's Check!

❶ 脂溶性、抗酸化作用が強い。
❷ ワーファリンと相互作用あり、効果増強させるので注意。
❸ 横紋筋融解症と肝障害には注意。内服開始後には筋肉痛の有無、採血採尿で肝障害がないこと、ミオグロビン尿がないことを確認。妊婦、授乳婦には禁忌。

116. 一般名 アトルバスタチン

商品名：**リピトール、アトルバスタチン、(配合錠) カデュエット、アトーゼット**

- **分類**：HMG-CoA 還元酵素阻害薬。
- **用法・用量**：高コレステロール血症に対しては1日1回10mg、20mgまで増量可、家族性高コレステロール血症に対しては1日1回10mg、60mgまで増量可。
- **副作用**：横紋筋融解症、劇症肝炎、ミオパチー、肝障害、過敏症状、血小板減少症、汎血球減少、間質性肺炎、胃不快感、倦怠感、悪心、胸やけ、腹痛、頭痛、勃起不全など。

Nurse's Check!

❶ 脂溶性、強力なコレステロール低下作用。
❷ ジゴキシン、グレープフルーツで効果増強するので注意。
❸ 横紋筋融解症と肝障害には注意。内服開始後には筋肉痛の有無、採血採尿で肝障害がないこと、ミオグロビン尿がないことを確認。妊婦、授乳婦には禁忌。

(鹿毛淳史・松本康史)

117. 一般名 ピタバスタチン

商品名：リバロ、ピタバスタチン Ca

- **分類**：HMG-CoA 還元酵素阻害薬。
- **用法・用量**：1 日 1 回 1～2mg、4mg まで増量可、10 歳以上の小児家族性高コレステロール血症に対しては 1 日 1 回 1mg、2mg まで増量可。
- **副作用**：横紋筋融解症、ミオパチー、肝障害、過敏症状、血小板減少症、汎血球減少、間質性肺炎、胃不快感、脱力感、めまい、しびれ、腹痛、頭痛、抗核抗体の陽性化など。

Nurse's Check!

❶ 脂溶性、強力な LDL-c 低下、HDL-c 上昇効果。
❷ フィブラート系、リファンピシンと相互作用あり。
❸ 横紋筋融解症と肝障害には注意。内服開始後には筋肉痛の有無、採血採尿で肝障害がないこと、ミオグロビン尿がないことを確認。妊婦、授乳婦には禁忌。

118. 一般名 ロスバスタチン

商品名：クレストール、（配合錠）ロスーゼットほか

- **分類**：HMG-CoA 還元酵素阻害薬。
- **用法・用量**：1 日 1 回 2.5mg、早期 LDL-c 低下には 5mg、4 週以降 LDL-c 低下不十分：10mg まで増量可、家族性高コレステロール血症に対しては 1 日 20mg まで増量可。
- **副作用**：横紋筋融解症、ミオパチー、肝障害、肝炎、過敏症状、血小板減少症、汎血球減少、間質性肺炎、胃不快感、脱力感、めまい、しびれ、腹痛、頭痛、抗核抗体の陽性化など。

Nurse's Check!

❶ 脂溶性、強力な LDL-c 低下、HDL-c 上昇効果。
❷ ワーファリンと相互作用があり効果を増強させる。
❸ 横紋筋融解症と肝障害には注意。内服開始後には筋肉痛の有無、採血採尿で肝障害がないこと、ミオグロビン尿がないことを確認。20mg 内服時は腎機能も定期的に検査。妊婦、授乳婦には禁忌。

（鹿毛淳史・松本康史）

119. 一般名 クロフィブラート

商品名：クロフィブラート

- **分類**：フィブラート系薬。
- **用法・用量**：1日750～1,500mg、2～3回分服。
- **副作用**：横紋筋融解症、無顆粒球症、胆石、CK（クレアチンキナーゼ）上昇、悪心など。

Nurse's Check!

❶ 脂質異常に使用。
❷ 胆石、妊婦、授乳婦には禁忌。
❸ ワーファリン、経口血糖降下薬と相互作用あり。スタチンと併用で横紋筋融解症の副作用が出やすくなる。

120. 一般名 クリノフィブラート

商品名：リポクリン

- **分類**：フィブラート系薬。
- **用法・用量**：1日600mg、3回分服。
- **副作用**：横紋筋融解症、胆石、脱力感、性欲低下、悪心など。

Nurse's Check!

❶ PPAR α作動薬、第1世代フィブラート系でほとんど使用されなくなっている。
❷ 胆石、妊婦、授乳婦には禁忌。
❸ スタチンと併用で横紋筋融解症の副作用が出やすくなる。

（鹿毛淳史・松本康史）

121. 一般名 エゼチミブ

商品名：ゼチーア、エゼチミブ、（配合錠）アトーゼット、ロスーゼット

- **分類**：小腸コレステロールトランスポーター阻害薬。
- **用法・用量**：1日10mg、1回食後。
- **副作用**：横紋筋融解症、肝障害、過敏症、便秘、下痢、腹痛、腹部膨満、悪心・嘔吐など。

Nurse's Check!

❶ 小腸でのコレステロール吸収を選択的に阻害。
❷ ホモ接合対性シトステロール血症にも適応あり。
❸ スタチンと併用で内服開始の比較的初期に横紋筋融解症の副作用が出やすくなる。

122. 一般名 イコサペント酸エチル

商品名：エパデール、エパデールS、ソルミラン

- **分類**：多価不飽和脂肪酸。
- **用法・用量**：閉塞性動脈硬化症にともなう潰瘍、疼痛および冷感の改善に対しては、1回600mgを1日3回毎食直後、脂質異常症に対しては1回900mgを1日2回または1回600mgを1日3回食直後に内服。1回900mgを1日3回まで増量可。
- **副作用**：肝障害、黄疸、発疹、掻痒感、胸やけ、腹痛など。

Nurse's Check!

❶ 血小板凝集能抑制作用あり、抗血栓薬と相互作用あるため注意を要する。
❷ 脂質異常症治療薬のなかで、閉塞性動脈硬化症にも適応がある。
❸ 外科手術前に内服している場合には、休薬する必要があるか執刀医に確認する必要がある。

（鹿毛淳史・松本康史）

123. 一般名 オメガ-3 脂肪酸エチル 

商品名：**ロトリガ**

- **分類**：多価不飽和脂肪酸。
- **用法・用量**：脂質異常症に対して、1日1回2g（/包）を食直後。1回2gを1日2回まで増量可。
- **副作用**：肝障害、黄疸、発疹、めまい、高血糖、下痢など。

Nurse's Check!

❶ 1包2gにEPA（エイコサペンタエン酸）930mg、DHA（ドコサヘキサエン酸）750mg配合。
❷ 脂質合成を抑えたりトリグリセリド（中性脂肪）の分解を促進する。
❸ 抗血小板作用を有するため、出血性病変を合併している際には原則禁忌となる。イコサペント酸エチルと同様に、術前休薬を要することがあるため注意が必要。

124. 一般名 エボロクマブ 

商品名：**レパーサ**

- **分類**：PCSK9阻害薬。
- **用法・用量**：ヘテロ接合体の家族性高コレステロール血症と心血管イベントリスクの高い高コレステロール血症で、HMG-CoA還元酵素阻害薬で効果不十分または治療が適さない場合、2週間に1回140mgまたは4週間に1回420mg皮下注。ホモ接合体家族性高コレステロール血症には4週間に1回420mg皮下注、効果不十分の場合は2週間に1回420mgまで増量可。
- **副作用**：注射部位反応、肝酵素異常、CK上昇、糖尿病、筋肉痛など。

Nurse's Check!

❶ LDL受容体分解にかかわるPCSK9タンパクに対する抗体。
❷ 定期的に血中の脂質値を検査する必要がある。
❸ 当初はスタチンと併用が明記されていたが、スタチンが既往や禁忌により内服できない場合に、エボロクマブ単剤での治療が可能となっている。

（鹿毛淳史・松本康史）

125. 一般名 コレスチラミン

商品名：クエストラン

- **分類：**レジン（陰イオン交換樹脂）。
- **用法・用量：**高コレステロール血症に対して、1回9g（無水物4g）を水100mLに懸濁して、1日2〜3回。レフルノミドの活性代謝物の体内からの除去のため、上記を1日3回（17日間を目安）、レフルノミドの重篤な副作用時には1回18gを水200mLに懸濁し、1日3回（11日を目安）。
- **副作用：**腸閉塞、便秘、肝酵素異常、腹部膨満感、食思不振、悪心・嘔吐など。

Nurse's Check!

❶ 胆汁酸の糞中排泄量を増大させることで、コレステロール値を低下させる。
❷ 完全胆道閉鎖により胆汁が腸管に排泄されない患者には禁忌。
❸ 相互作用が多く、ワーファリンの効果減弱、スピロノラクトンの効果増強により高クロール性アシドーシスを招くことがあるので注意が必要。

126. 一般名 コレスチミド

商品名：コレバイン

- **分類：**レジン（陰イオン交換樹脂）。
- **用法・用量：**高コレステロール血症に対して、1回1.5g（ミニ1包または3錠）を1日2回（食直前または食後）、1日4gまで増量可。
- **副作用：**腸閉塞、腸管穿孔、横紋筋融解症、便秘、肝酵素異常、腹部膨満感、食思不振、嘔気・悪心、胸痛、頭痛、背部痛など。

Nurse's Check!

❶ 200mL以上の水で内服する。
❷ 温水の場合、膨らんで内服できないため注意が必要。
❸ 完全胆道閉鎖により胆汁が腸管に排泄されない患者や腸閉塞患者には禁忌。

（鹿毛淳史・松本康史）

第2章 脂質異常症治療薬

127. 一般名 プロブコール

商品名：シンレスタール、ロレルコ

- **分類：**プロブコール。
- **用法・用量：**高コレステロール血症（黄色腫を含む）に対して、1回250mg、1日2回、家族性高コレステロール血症の場合は1日1,500mgまで増量可。
- **副作用：**QT延長にともなう心室性不整脈、失神、消化管出血、末梢神経炎、横紋筋融解症、肝酵素異常、腎機能障害、下痢、CK上昇、尿酸値上昇、空腹時血糖値上昇など。

Nurse's Check!

❶ コレステロールの胆汁中への異化排泄促進作用、強力な抗酸化作用を有する。
❷ 重篤な心室性不整脈をもつ患者や、妊婦には禁忌。
❸ シクロスポリンの作用減弱、クロフィブラートと併用しHDL-c低下が報告されている。

128. 一般名 トコフェロール

商品名：ユベラ、トコフェロールニコチン酸エステル、ニコ

- **分類：**ニコチン酸系薬。
- **用法・用量：**脂質異常症、高血圧症にともなう随伴症状、閉塞性動脈硬化症にともなう末梢循環障害に対して、1回100〜200mgを1日3回。
- **副作用：**肝障害、食思不振、下痢、便秘、発疹、顔面浮腫、浮腫など。

Nurse's Check!

❶ 微小循環系賦活剤、脂質代謝改善作用を有する。
❷ 脂溶性ビタミンで、ビタミンEである。
❸ 空腹時は吸収率が低下するため、食後の内服が望ましい。

（鹿毛淳史・松本康史）

129. 一般名 ハロペリドール

商品名：セレネース®、ハロペリドール

- **分類**：ブチロフェノン系抗精神病薬（定型抗精神病薬）。
- **用法・用量**：内服の場合、1日0.75～2.25mgから始め、徐々に増量する。維持量として1日3～6mgを経口投与する。注射の場合、1回5mgを1日1～2回筋肉内または静脈内注射する。
- **副作用**：悪性症候群、パーキンソン症候群、遅発性ジスキネジア、麻痺性イレウス、SIADH（バゾプレシン分泌過剰症）、血圧低下、頻脈、けいれん。

Nurse's Check!

❶ 幻覚、妄想、せん妄に対する作用が強い。
❷ 注射薬があり、内服困難時でも使用できる。
❸ 高容量や長期投与により副作用が出やすい。

130. 一般名 チアプリド

商品名：グラマリール®、チアプリド

- **分類**：ベンザミド系抗精神病薬（定型抗精神病薬）。
- **用法・用量**：1日75～150mgを3回に分割経口投与する。
- **副作用**：悪性症候群、けいれん、昏睡、不整脈、パーキンソン症候群。

Nurse's Check!

❶ 攻撃性の抑制、せん妄の軽減、ジスキネジアの軽減に用いる。
❷ 鎮静作用はそこまで高くないが、副作用が少ない。
❸ 他剤と比べて半減期が短い（約4時間）。

（倉内麗徳）

131. 一般名 リスペリドン

商品名：**リスパダール®、リスペリドン**

- **分類**：セロトニン・ドパミン遮断薬（非定型抗精神病薬）。
- **用法・用量**：1回1mg1日2回より開始し、徐々に増量する。維持量は通常1日2〜6mgを原則として1日2回に分けて経口投与する。1日量は12mgを超えないこと。
- **副作用**：悪性症候群、パーキンソン症候群、遅発性ジスキネジア、麻痺性イレウス、SIADH、血圧低下、頻脈、けいれん。

Nurse's Check!

❶ 鎮静や情動安定化作用が強い。
❷ せん妄や統合失調症に対して第一選択として使われることが多い。
❸ 鎮静作用による誤嚥性肺炎や転倒に注意が必要。

132. 一般名 クエチアピン

商品名：**セロクエル®、ビプレッソ®、クエチアピン**

- **分類**：多元受容体作用抗精神病薬（非定型抗精神病薬）。
- **用法・用量**：1回25mg、1日2または3回より投与を開始し、患者の状態に応じて徐々に増量する。通常、1日投与量は150〜600mgとし、2または3回に分けて経口投与する。1日量として750mgを超えないこと。
- **副作用**：高血糖、糖尿病性ケトアシドーシス、悪性症候群、無顆粒球症、麻痺性イレウス、遅発性ジスキネジア。

Nurse's Check!

❶ 鎮静作用や不眠に効果が期待できる。
❷ 副作用が全体的に少ない。
❸ 体重増加、代謝異常に注意が必要（糖尿病患者には禁忌）。

（倉内麗徳）

133. 一般名 スマトリプタン

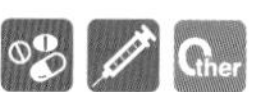

商品名：イミグラン、スマトリプタン

- **分類：**トリプタン系。
- **用法・用量：**スマトリプタンとして1回50mgを片頭痛の頭痛発現時に投与する。効果が不十分な場合には、追加投与をすることができるが、前回の投与から2時間以上あけること。50mgで効果が不十分であった場合には、次回から100mgを投与することができる。1日の総投与量は200mg以内。
- **副作用：**悪心、嘔吐、動悸、倦怠感、虚血性心疾患様症状。

Nurse's Check!

❶ わが国で使用可能なトリプタン製剤で唯一、非経口製剤がある。
❷ 注射剤は約10分、点鼻薬は15分、内服薬は30分で効果が出る。
❸ 点鼻では苦みを感じることがある。

134. 一般名 ゾルミトリプタン

商品名：ゾーミッグ®、ゾルミトリプタン

- **分類：**トリプタン系。
- **用法・用量：**ゾルミトリプタンとして1回2.5mgを片頭痛の頭痛発現時に経口投与する。効果が不十分な場合には、追加投与をすることができるが、前回の投与から2時間以上あけること。2.5mgの経口投与で効果が不十分であった場合には、次回から5mgを経口投与することができる。1日の総投与量は10mg以内。
- **副作用：**悪心、嘔吐、頻脈、口腔内乾燥、傾眠、倦怠感、虚血性心疾患様症状。

Nurse's Check!

❶ RM錠（口腔内速溶錠）は水なしで服用可。
❷ 効果の発現がやや遅い。

（倉内麗徳）

135. 一般名 リザトリプタン

商品名：マクサルト®

- **分類：**トリプタン系。
- **用法・用量：**リザトリプタンとして1回10mgを片頭痛の頭痛発現時に経口投与する。効果が不十分な場合には、追加投与することができるが、前回の投与から2時間以上あけること。1日の総投与量を20mg以内。
- **副作用：**傾眠、悪心、嘔吐、頻脈、倦怠感、虚血性心疾患様症状。

Nurse's Check!

❶ RPD錠（口腔内崩壊錠）は水なしで服用可。
❷ 効果の発現が比較的早い。
❸ 思春期患者への投与も安全とされている。

136. 一般名 ナラトリプタン

商品名：アマージ、ナラトリプタン

- **分類：**トリプタン系。
- **用法・用量：**ナラトリプタンとして1回2.5mgを片頭痛の頭痛発現時に経口投与する。効果が不十分な場合には、追加投与することができるが、前回の投与から4時間以上あけること。1日の総投与量を5mg以内。
- **副作用：**悪心、嘔吐、痛み、虚血性心疾患様症状。

Nurse's Check!

❶ 効果の持続時間が長く、トリプタン製剤服用後片頭痛の再発抑制に有効。
❷ 効果の発現がやや遅い。

（倉内麗徳）

137. 一般名 プロプラノロール

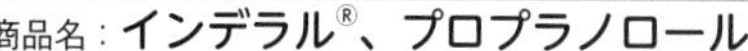

商品名：インデラル®、プロプラノロール

- **分類：** β遮断薬。
- **用法・用量：** 1日20～30mgより投与をはじめ、効果が不十分な場合は60mgまで漸増し、1日2回あるいは3回に分割経口投与する。
- **副作用：** うっ血性心不全、徐脈、末梢性虚血、房室ブロック、気管支けいれん

Nurse's Check!

❶ 片頭痛予防治療の第一選択として使われることが多い。
❷ やむを得ず妊婦に使用する際、片頭痛予防治療薬のなかで比較的安全とされている。
❸ 気管支喘息患者への使用、リザトリプタン（マクサルト®）との併用は禁忌である。

138. 一般名 アミトリプチリン

商品名：トリプタノール、アミトリプチリン

- **分類：** 三環系抗うつ薬。
- **用法・用量：** 1日10mgを初期用量とし、その後、年齢、症状により適宜増減するが、1日150mgを超えない。
- **副作用：** 口渇、眠気、悪性症候群、セロトニン症候群、心筋梗塞、幻覚、せん妄。

Nurse's Check!

❶ 抗うつ薬なので、抑うつなどを合併した片頭痛に効果的である。
❷ 緊張型頭痛を合併した片頭痛に対する効果が優れる。
❸ 閉塞性緑内障、尿閉患者には禁忌である。

（倉内麗徳）

139. 一般名 ロメリジン

商品名：ミグシス®

- **分類**：Ca 拮抗薬。
- **用法・用量**：1 回 5mg を 1 日 2 回経口投与する。症状に応じて適宜増減するが、1 日投与量として 20mg を超えない。
- **副作用**：抑うつ、眠気、めまい、肝機能障害。

Nurse's Check!

❶ 効果発現に 1 カ月以上要する。
❷ 妊婦には禁忌。
❸ 副作用が少ない。

（倉内麗徳）

140. 一般名 セファゾリン

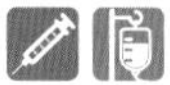

商品名：セファゾリンNa

- **適応**：黄色ブドウ球菌、連鎖球菌、一部の腸内細菌に対して有効。皮膚の感染症に使用される。術前抗菌薬として使用される。
- **用法・用量（腎機能が正常な場合）**：静脈注射：0.5g～2.0gを6～8時間ごとで静脈内注射または点滴静注する。
- **副作用**：アレルギー症状、肝障害など。

Nurse's Check!

❶ バック製剤を用いると準備が簡便。
❷ 整形外科・形成外科など多くの外科手術において予防的抗菌薬として用いられる。
❸ 髄液移行性はよくないため中枢性感染症には使用しない。

141. 一般名 セフトリアキソン

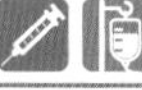

商品名：セフトリアキソンナトリウム、ロセフィン®

- **適応**：上記のセファゾリンが有効な菌に加えて腸内細菌、肺炎球菌、髄膜炎菌、インフルエンザ菌に対して有効。髄液移行性がよいため細菌性髄膜炎などの中枢神経系感染症に使用。
- **用法・用量**：1～2gを1回または12時間ごとに静脈内注射または点滴静注する。髄膜炎は2gを12時間ごとに投与。
- **副作用**：アレルギー症状、肝障害、血球減少など。

Nurse's Check!

❶ 脳外科手術後の髄膜炎（シャント関連髄膜炎など）に有効。
❷ 半減期が長いため1日1回の投与が可能。
❸ 腎機能障害に対して減量の必要がない。

（三鬼侑真）

142. 一般名 メロペネム

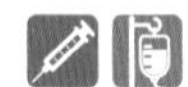

商品名：メロペン®、メロペネム

- **適応**：多くのグラム陽性球菌、グラム陰性桿菌、嫌気性菌に対して有効。セフトリアキソン耐性の髄膜炎。原因菌が特定できない脳膿瘍。
- **用法・用量（腎機能が正常な場合）**：0.5～1g（髄膜炎では2g）を8時間ごとに静脈内注射または点滴静注する。
- **副作用**：アレルギー症状、肝障害、急性腎障害など。

Nurse's Check!

❶ 細菌が同定できない場合やメロペネムのみが感受性をもつグラム陰性桿菌に対して使用。
❷ メロペネムの乱用は耐性菌や真菌症の出現を促す。
❸ バルプロ酸Na投与中の使用は禁止。

143. 一般名 バンコマイシン

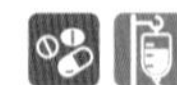

商品名：バンコマイシン

- **適応**：ほぼすべてのグラム陽性菌に有効（MRSA〔メチシリン耐性黄色ブドウ球菌〕など）。原因菌にMRSAが疑われる感染症。肺炎球菌性髄膜炎。
- **用法・用量（腎機能が正常な場合）**：1gを12時間ごとで開始する。血中の薬物濃度が異常高値の場合は腎機能障害のおそれがあるため、定期的にトラフ値（血中濃度最低値）を測定する必要がある。トラフ値測定は初回投与3日前後に行い、以降は1週間ごとに測定する。
- **副作用**：赤色人症候群（red man syndrome）、腎障害、耳毒性、発熱、薬剤性好中球減少症など。

Nurse's Check!

❶ トラフ値を参照しながら使用量を調整する。
❷ 赤色人症候群（red man syndrome）予防のために1gあたり1時間以上かけて投与する。
❸ クロストリジウム・ディフィシル感染症（CDI）に対して内服薬として使用されることがある。

（三鬼侑真）

3部 検査の薬

144. 一般名 ヨード造影剤（イオヘキソール、イオパミドール）

商品名：**オムニパーク®、イオパミロン®**

- **分類**：非イオン性尿路・血管造影剤。
- **用法・用量**：ヨード含有量300mg/mLのものを使用する。投与量は1回の撮像当たり5〜15mL程度（脳・脊髄血管撮影）。ヨード含有量300mg/mLまたは350mg/mL、370mg/mLのものを経静脈的に投与する。投与量は40〜150mL程度で年齢・体重により適宜増減（添付文書参照）する（CT）。
- **急性副作用**：蕁麻疹、喉頭浮腫、嘔吐、ショック、呼吸停止、心停止など。くしゃみ、咳、生あくび、冷感、顔面蒼白などアナフィラキシーの初期徴候に留意する。
- **遅発性副作用**：薬疹と類似した皮膚反応（斑点状丘疹、紅斑、腫瘍、掻痒）。
- **超遅発性副作用**：甲状腺中毒症。
- **造影剤腎症**：慢性腎障害、加齢がリスクファクターとなる。

Nurse's Check!

❶ ヨード造影剤は腎排泄であり、投与後腎機能悪化（造影剤腎症）の可能性がある。投与前には腎機能（血清クレアチニン値〔SCr〕、糸球体ろ過量〔eGFR〕）をチェックし、eGFR30〜45mL/min/1.73m^{2}未満の場合には、腎機能の程度に応じて造影剤の減量や等張性輸液負荷を行う。

❷ ビグアナイド系糖尿病用薬（メトホルミン、ブホルミンなど）を投与されている患者では、乳酸アシドーシスが現れることがあるため、ヨード造影剤使用前に一時的に中止する。

❸ ヨードまたはヨード造影剤に過敏症の既往歴のある患者は投与禁忌である。また気管支喘息のある患者は副作用の発現率が高く、原則禁忌である。薬物過敏歴やアレルギーを起こしやすい患者は慎重投与とされる。

❹ 褐色細胞腫のある患者およびその疑いのある患者では血圧上昇、頻脈、不整脈などの発作の危険性があり原則禁忌。甲状腺疾患患者も悪化する可能性があるため慎重投与。

（清末一路）

145. 一般名 ガドリニウム造影剤（ガドブトロール、ガドデル酸メグルミン）

商品名：ガドビスト®（ガドブトロール）、マグネスコープ®（ガドデル酸メグルミン）

- **分類：**環状型 MRI 用造影剤
- **用法・用量：**0.1mL/kg（ガドビスト®）または 0.2mL/kg（マグネスコープ®）を静脈内投与する。
- **おもな副作用：**

・ショック、アナフィラキシー（頻度不明）：ショック、アナフィラキシー（血圧低下、呼吸困難、意識消失、咽・喉頭浮腫、顔面浮腫、呼吸停止、心停止など）が現れることがある。また、肺水腫を伴う場合がある。投与後も観察を十分に行い、異常が認められた場合には適切な処置を行うこと。

・けいれん発作（頻度不明）：けいれん発作（意識消失を伴う場合がある）などを起こすことがあるので、発現した場合はフェノバルビタールなどバルビツール酸誘導体またはジアゼパムなどを投与すること。

・腎性全身性線維症（nephrogenic systemic fibrosis：NSF）（頻度不明）：外国において、重篤な腎障害のある患者への本剤投与後に、腎性全身性線維症を発現した症例が報告されているので、投与後も観察を十分に行い、皮膚の掻痒、腫脹、硬化、関節の硬直、筋力低下などの異常の発生には十分留意すること。

Nurse's Check!

❶ 重篤な腎障害のある患者では、ガドリニウム造影剤による腎性全身性線維症の発現のリスクが上昇することが報告されているので、腎障害のある患者または腎機能が低下しているおそれのある患者では、十分留意すること（長期透析が行われている終末期腎障害、eGFR が 30mL/min/1.73m^2 未満の慢性腎不全、急性腎障害）。

❷ 本剤の成分またはガドリニウム造影剤に対し過敏症の既往歴のある患者は禁忌であり、一般状態の極度に悪い患者、気管支喘息の患者、重篤な腎障害のある患者は原則禁忌のため慎重に投与すること。

（清末一路）

146. 一般名 脳血流シンチ負荷剤（アセタゾラミドナトリウム注射剤）

商品名：ダイアモックス®注射用 500mg

● **分類**：炭酸脱水酵素抑制剤。

● **用法・用量**：本薬剤の保険適用は緑内障、ほかの抗てんかん薬で効果不十分なてんかん、肺気腫における呼吸性アシドーシス、メニエル病およびメニエル症候群であるが、脳循環予備能の評価のために脳血流シンチグラフィーの負荷薬として保険適用外で広く使用されている。検査の際にはダイアモックス®500～1,000mg（15mg/kg）を静注し、7分後に ^{123}I-IMP を静注、その20分後にシンチグラフィーを撮像する。

● **おもな副作用**：降圧作用によるめまい、ふらつきや頭痛などが時にみられる。重篤な副作用として代謝性アシドーシス、電解質異常、ショック、アナフィラキシー、再生不良性貧血、溶血性貧血、無顆粒球症、血小板減少性紫斑病、皮膚粘膜眼症候群（スティーブンス・ジョンソン症候群）、中毒性表皮壊死症（ライエル症候群）、肺水腫、脳梗塞などが起こることがある。

Nurse's Check!

❶ 2014年本剤投与後肺水腫・心不全を起こし重篤となった8例の報告がなされ、予後不良（8例中6例死亡）であったことから、日本脳卒中学会、日本脳神経外科学会、日本神経学会、日本核医学会の4学会から注意喚起が行われ、4学会合同アセタゾラミド適正使用指針が作成・公表されている。

❷ 上記適正使用指針に基づき、慎重な適応の決定、心不全や肺水腫の高リスク患者の除外、十分な説明と同意の取得、検査室における監視、救急処置態勢の整備が必要とされている。検査は救急カートが常備している検査室にて医師または看護師の立ち会いのもと、心電図モニター、酸素飽和度モニターを装着のうえ、モニタリング下に行うこととされている。また、検査後も十分な観察が必要である。

（清末一路）

147. 一般名 インドシアニングリーン

商品名：ジアグノグリーン®

- **適応**：脳動脈瘤クリッピング術・STA-MCA〔浅側頭動脈・中大脳動脈〕バイパス術などの脳血管手術の術中蛍光血管撮影。
- **用法・用量**：インドシアニングリーン 25mg を 5～10mL の生理食塩液にで溶解し、1 回の撮影につき 3～5mL 静注する。
- **副作用**：まれにアレルギー、アナフィラキシー症状を認める。

Nurse's Check!

❶ 薬剤投与後、手術顕微鏡を ICG モードに変更し血管の評価を行う。
❷ 脳血管手術において詳細な血管の評価が可能。

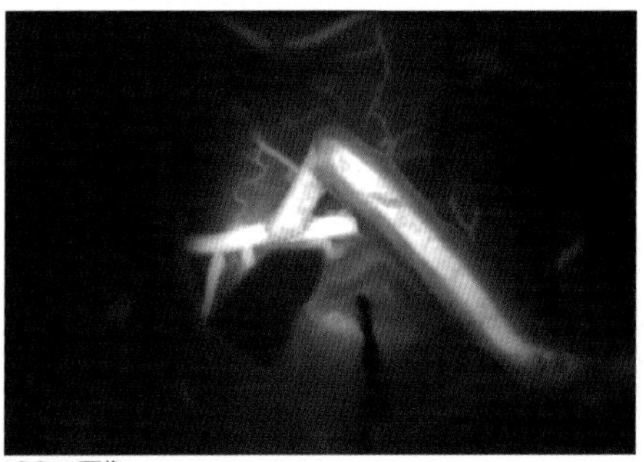

ICG の画像

（三鬼侑真）

薬剤の分類一覧

1部

第5章 直接経口抗凝固薬

DOAC 一覧表

一般名	ダビガトラン エテキシラート (p.38)	リバーロキサバン (p.40)	アピキサバン (p.42)	エドキサバン (p.44)
商品名	プラザキサ®	イグザレルト®	エリキュース®	リクシアナ®
作用機序	抗トロンビン	抗Xa因子	抗Xa因子	抗Xa因子
服薬回数	1日2回	1日1回※	1日2回	1日1回
肺塞栓症・深部静脈血栓症	適応なし	適応あり	適応あり	適応あり
経管投与	不可	可 OD錠あり	可	可 OD錠あり
中和剤	あり	なし	なし	なし

※肺塞栓症、深部静脈血栓症の治療開始後 3 週間は 1 日 2 回内服

第11章 脳腫瘍治療薬

おもな合成ステロイドの特徴

ステロイドホルモン	半減期(時間)	グルココルチコイド作用	ミネラルコルチコイド作用	1錠中の量(mg)
ヒドロコルチゾン（p .96)	1.2	1	1	10
コルチゾン	1.2	0.7	0.7	25
プレドニゾロン（p.28)	2.5	4	0.8	1 or 5
メチルプレドニゾロン	2.8	5	0	2 or 4
デキサメタゾン（p.30)	3.5	25	0	0.5
ベタメタゾン	3.3	25	0	0.5

〔川合眞一．ステロイド内服薬の選び方・使い方．アレルギー．58（1)，2009，7-12 を参考に作成〕

新規発症てんかんの選択薬と慎重投与すべき薬剤

発作型	第一選択薬	第二選択薬	症状を悪化させる恐れがある薬剤
部分発作	カルバマゼピン (p.116) ラモトリギン (p.124) レベチラセタム (p.108) ゾニサミド (p.120) トピラマート (p.126)	フェニトイン (p.118) バルプロ酸 (p.114) クロバザム (p.122) クロナゼパム フェノバルビタール (p.112) ガバペンチン ペランパネル (p.128) ラコサミド (p.110)	
強直間代発作 間代発作	バルプロ酸 (p.114) (妊娠可能年齢女性は除く)	ラモトリギン (p.124) レベチラセタム (p.108) トピラマート (p.126) ゾニサミド (p.120) クロバザム (p.122) フェノバルビタール (p.112) フェニトイン (p.118) ペランパネル (p.128)	フェニトイン (p.118)
欠神発作	バルプロ酸 (p.114) エトスクシミド	ラモトリギン (p.124)	カルバマゼピン (p.116) ガバペンチン フェニトイン (p.118)
ミオクロニー発作	バルプロ酸 (p.114) エトスクシミド	レベチラセタム (p.108) トピラマート (p.126) ピラセタム フェノバルビタール (p.112) クロバザム (p.122)	カルバマゼピン (p.116) ガバペンチン フェニトイン (p.118)
強直発作 脱力発作	バルプロ酸 (p.114)	ラモトリギン (p.124) レベチラセタム (p.108) トピラマート (p.126)	カルバマゼピン (p.116) ガバペンチン

(「てんかん診療ガイドライン」作成委員会編．てんかん診療ガイドライン 2018．東京，医学書院，2018，240p を参考に作成)

高齢発症てんかんでの推奨薬

発作型	推奨薬
全般発作	ラモトリギン（p.124）/ バルプロ酸（p.114）/ レベチラセタム（p.108）/ トピラマート（p.126）
部分発作（合併症なし）	カルバマゼピン（p.116）/ ラモトリギン（p.124）/ レベチラセタム（p.108）/ ガバペンチン
部分発作（合併症あり）	レベチラセタム（p.108）/ ラモトリギン（p.124）/ ガバペンチン

（「てんかん診療ガイドライン」作成委員会編．てんかん診療ガイドライン 2018．東京，医学書院，2018，240p を参考に作成）

第13章 抗認知症薬

抗認知症薬一覧

薬剤	作用分類	適応	用法容量
ドネペジル（p.130）	コリンエステラーゼ阻害薬	AD アリセプト®のみ DLB への適応あり	AD：1 日 1 回 3mg から開始し、1～2 週間後に 5mg に増量。高度の AD では 10mg まで増量可。 DLB：1 日 1 回 3mg から開始し、1～2 週間後に 5mg に増量する。5mg で 4 週間以上経過後、10mg に増量する。症状により 5mg まで減量できる。
ガランタミン（p.132）	コリンエステラーゼ阻害薬	AD	1 日 8mg（1 回 4mg を 1 日 2 回）から開始し、4 週間投与後に 1 日 16mg に増量する。症状に応じて 24mg まで増量できる。
リバスチグミン（p.134）	コリンエステラーゼ阻害薬	AD	1 日 1 回 4.5mg から開始し、4 週間ごとに 4.5mg ずつ増量し、維持量として 18mg を貼付する。
メマンチン（p.136）	NMDA受容体拮抗薬	AD	通常 5mg から開始し、1 週間に 5mg ずつ増量、維持量として 1 日 1 回 20 mg を内服する。

AD：アルツハイマー型認知症　DLB：レビー小体型認知症

認知症の過半数を占めるアルツハイマー型認知症に対する薬剤として、3 種類のコリンエステラーゼ阻害薬（ドネペジル、ガランタミン、リバスチグミン）と、1 種類の NMDA 受容体拮抗薬（メマンチン）が承認されている。

コリンエステラーゼ阻害薬は First choice で投与されることが多いが、消化器症状や重大な循環器系の副作用、急性腎不全などのリスクがある。長期間の使用で徐脈や失神、ペースメーカー植え込みのリスクが増えるとも報告されており[1, 2]、漫然と長期的に投与すべきではない。

レビー小体型認知症に適応があるのはアリセプト®のみである。ドネペジルは軽度〜重度、ガランタミン・リバスチグミンは軽度〜中等度、メマンチンは中等度〜重度の AD に適応がある。

ドネペジルは半減期が長く、1 日 1 回の内服でよい。リバスチグミンは貼付薬であり、内服拒否があっても投与しやすい。また、貼付薬やゼリーなどの剤形は、嚥下障害があっても服用しやすい。薬剤は内服する人、管理する人のことを考え、飲みやすく、飲み間違いを減らせるような工夫が大切である。

引用・参考文献

1) Gill, SS. et al. Syncope and its consequences in patients with dementia receiving cholinesterase inhibitors: a population-based cohort study. Arch Intern Med. 169, 2009, 867-73.
2) Park Wyllie, LY. et al. Cholinesterase inhibitors and hospitalization for bradycardia : a population-based study. PLoS Med. 6, 2009, e1000157.

第14章 パーキンソン病治療薬

一般名	作用	服用方法	剤形	副作用
61 レボドパ (p.138)	レボドパ（ドパミン前駆物質）単剤	初回 200〜600mg/日。維持量 2,000〜3,000mg/日。	カプセル/散剤/注射	悪心、嘔吐/不整脈
62 レボドパ/ベンセラジド (p.140)	レボドパ配合剤	初回 100〜300mg/日。維持量 300〜800mg/日。	錠剤	悪心、嘔吐/ジスキネジア
63 レボドパ/カルビドパ (p.142)	レボドパ配合剤	初回 100〜300mg/日。維持量 300〜800mg/日。	錠剤	悪心、嘔吐/ジスキネジア
64 レボドパ/カルビドパ/エンタカポン (p.144)	レボドパ配合剤	1 回 100〜200mg。1 日 8 回を超えない。	錠剤	傾眠、幻覚/ジスキネジア
65 トリヘキシフェニジル (p.146)	抗コリン薬	維持量 6〜10mg を 3〜4 回に分割投与。漸増が必要。	錠剤/散剤	便秘、排尿困難、口渇/認知機能障害/閉塞隅角緑内障

66 ロピニロール (p.148)	ドパミン作動薬	速放剤は0.25mg1日3回経口投与から漸増（維持量15mgまで）。徐放剤は1日1回2mgから漸増（維持量16mgまで）。	錠剤/貼付剤	突発性睡眠/幻覚、妄想/衝動性障害
67 ロチゴチン (p.150)	ドパミン作動薬	1日1回4.5mgから始め漸増（1日36mgまで）。	貼付剤	突発性睡眠/下腿浮腫、皮膚症状
68 アポモルヒネ (p.152)	ドパミン作動薬	オフ症状のときに皮下投与。1回1mgから始める（最高6mg）。	皮下注射剤	突発性睡眠、QT延長、血圧低下、幻視
69 アマンタジン (p.154)	ドパミン遊離促進薬	初期量100mg/日を1~2回に分割投与（1日300mgまで）。	錠剤/細粒	薬剤中止後の高体温症
70 セレギリン (p.156)	MAOB阻害薬	1日1回2.5mg朝食後服用から始め漸増（1日10mgまで）。	錠剤	悪心、嘔吐/ジスキネジア/幻覚
71 ドロキシドパ (p.158)	ノルアドレナリン前駆物質	1日1回100mgから始め漸増。維持量は1日600mg3回分割投与（1日900mgまで）。	カプセル	悪心/血圧上昇/幻覚
72 ゾニサミド (p.160)	もともと抗てんかん薬	1日1回25mg投　与（50mgまで）。	錠剤	自発性低下、体重減少、発汗減少、尿路結石/薬疹
73 イストラデフィリン（p.162）	アデノシン受容体拮抗薬	レボドパ配合剤と併用。1日1回20mg（40mgまで）。	錠剤	ジスキネジア/便秘/幻覚、妄想

2部

第1章 糖尿病治療薬

糖尿病治療薬一覧

		分類	一般名	商品名（OD錠、規格は省略）
内服		スルホニル尿素(SU)薬	91 グリメピリド（p.200）	アマリール®
			92 グリクラジド（p.200）	グリミクロン®
		グリニド薬	93 ミチグリニド（p.201）	グルファスト®
			94 レパグリニド（p.201）	シュアポスト®
		α-グルコシダーゼ阻害薬	95 ミグリトール（p.202）	セイブル®
			96 ボグリボース（p.202）	ベイスン®
		ビグアナイド薬	97 メトホルミン（p.203）	メトグルコ®、グリコラン®
		チアゾリジン薬	98 ピオグリタゾン（p.203）	アクトス®
		DPP-4阻害薬	99 シタグリプチン（p.204）	ジャヌビア®、グラクティブ®
			100 ビルダグリプチン（p.204）	エクア®
			101 リナグリプチン（p.205）	トラゼンタ®
		DPP-4阻害薬（週1回）	102 トレラグリプチン（p.205）	ザファテック®
		SGLT2阻害薬	103 イプラグリフロジン（p.206）	スーグラ®
			104 エンパグリフロジン（p.206）	ジャディアンス®
			105 トホグリフロジン（p.207）	アプルウェイ®、デベルザ®
			106 ダパグリフロジン（p.207）	フォシーガ®
注射	インスリン	超速効型インスリン	107 インスリンアスパルト(p.208)	ノボラピッド®
			107 インスリンリスプロ(p.208)	ヒューマログ®、インスリンリスプロ
			107 インスリングルリジン(p.208)	アピドラ注®
		速効型インスリン	108 ヒトインスリン（p.208）	ノボリン®、ヒューマリン®
		持効型インスリン	109 インスリングラルギン（p.209）	ランタス®、インスリングラルギン
			110 インスリンデグルデク(p.209)	トレシーバ®
	GLP-1受容体作動薬	1日1～2回製剤	111 リラグルチド（p.210）	ビクトーザ®
		週1回製剤	112 デュラグルチド（p.210）	トルリシティ®

第4章 片頭痛治療薬

片頭痛治療薬の種類一覧

片頭痛発作時治療薬	片頭痛予防薬
スマトリプタン（p.221）	プロプラノール（p.223）
ゾルミトリプタン（p.221）	アミトリプチン（p.223）
リザトリプタン（p.222）	ロメリジン（p.224）
ナラトリプタン（p.222）	

引用・参考文献

1部

1. 一般名 アルテプラーゼ (p.18)

1) Thomalla, G. et al. MRI-Guided Thrombolysis for Stroke with Unknown Time of Onset. N Engl J Med. 379, 2018, 611-22.
2) Tissue plasminogen activator for acute ischemic stroke. N Engl J Med. 333, 1995, 1581-7.
3) Hacke, W. et al. Thrombolysis with alteplase 3 to 4.5 hours after acute ischemic stroke. N Engl J Med. 359, 2008, 1317-29.

2. 一般名 エダラボン (p.20)

1) Effect of a novel free radical scavenger, edaravone (MCI-186), on acute brain infarction. Randomized, placebo-controlled, double-blind study at multicenters. Cerebrovasc Dis. 15, 2003, 222-9.
2) Aoki, J. et al. YAMATO Study (Tissue-Type Plasminogen Activator and Edaravone Combination Therapy). Stroke. 48, 2017, 712-9.

3. 一般名 濃グリセリン (p.22)

1) 医療用医薬品の添付文書情報の検索. https://pins.japic.or.jp/pdf/newPINS/00050519.pdf.

4. 一般名 D-マンニトール (p.24)

1) 医療用の添付文書情報の検索. https://pins.japic.or.jp/pdf/newPINS/00066871.pdf.

6. 一般名 プレドニゾロン (p.28)

1) 医療用医薬品の添付文書情報の検索. https://s3-ap-northeast-1.amazonaws.com/medley-medicine/prescriptionpdf/400061_2456001F1353_2_03.pdf.

7. 一般名 デキサメタゾン (p.30)

1) 医療用医薬品の添付文書情報の検索. https://pins.japic.or.jp/pdf/newPINS/00062800.pdf.
2) N Engl J Med. 2020;NEJMoa2021436. doi: 10.1056/NEJMoa2021436. Online ahead of print.

8. 一般名 ヘパリン (p.32)

1) 日本脳卒中学会脳卒中ガイドライン委員会編. 脳卒中治療ガイドライン 2015. 東京, 協和企画, 2015.

9. 一般名 アルガトロバン (p.34)

1) 日本脳卒中学会脳卒中ガイドライン委員会編. 脳卒中治療ガイドライン 2015. 東京, 協和企画, 2015.

10. 一般名 ワルファリン (p.36)

1) 日本脳卒中学会脳卒中ガイドライン委員会編. 脳卒中治療ガイドライ 2015. 東京, 協和企画, 2015.
2) 日本脳卒中学会脳卒中ガイドライン [追補 2019] 委員会編. 脳卒中治療ガイドライン 2015[追補 2019]. https://www.jsts.gr.jp/img/guideline2015_tuiho2019_10.pdf.
3) 日本循環器学会 / 日本不整脈心電学会合同ガイドライン. 2020 年改訂版不整脈薬物治療ガイドライン. https://www.j-circ.or.jp/cms/wp-content/uploads/2020/01/JCS2020_Ono.pdf.

15. 一般名 オザグレルナトリウム (p.46)

1) 日本脳卒中学会脳卒中ガイドライン委員会編. 脳卒中治療ガイドライン 2015. 東京, 協和企画, 2015. 65, 209.
2) 薬がみえる vol.1. 東京, メディックメディア , 2014. 197.
3) 治療薬ハンドブック 2020. 東京, じほう , 2020, 169.

16. 一般名 アスピリン (p.48)

1) 日本脳卒中学会脳卒中ガイドライン委員会編. 脳卒中治療ガイドライン 2015. 東京, 協和企画, 2015. 65, 103.
2) 薬がみえる vol.2. 東京, メディックメディア , 2014, 224.
3) 消化性潰瘍診療ガイドライン 2015. 改訂第 2 版. 東京, 南江堂, 2015, 133.

17. 一般名 シロスタゾール (p.50)

1) 日本脳卒中学会脳卒中ガイドライン委員会編. 脳卒中治療ガイドライン 2015. 東京, 協和企画, 2015. 103.
2) 薬がみえる vol.2. 東京, メディックメディア , 2014, 227.
3) 治療薬ハンドブック 2020. 東京, じほう , 2020, 949.

18. 一般名 クロピドグレル (p.52)

1) 日本脳卒中学会脳卒中ガイドライン委員会編．脳卒中治療ガイドライン 2015．東京，協和企画，2015. 103.
2) 薬がみえる vol.2．東京，メディックメディア , 2014, 226.
3) 治療薬ハンドブック 2020．東京，じほう，2020, 951.

19. 一般名 チクロピジン (p.54)

1) 日本脳卒中学会脳卒中ガイドライン委員会編．脳卒中治療ガイドライン 2015．東京，協和企画，2015. 103.
2) 薬がみえる vol.2．東京，メディックメディア , 2014, 226.
3) 治療薬ハンドブック 2020．東京，じほう，2020, 950.

20. 一般名 ファスジル (p.56)

1) Shibuya, M. et al. Effect of AT877 on cerebral vasospasm after aneurysmal subarachnoid hemorrhage: Results of a prospective placebo-controlled double-blind trial. J Neurosurg . 76, 1992, 571-7.

22. 一般名 ニカルジピン (p.60)

1) ニカルジピン塩酸塩注射液添付文書．2019 年 4 月改訂（第 18 版）．LTL ファーマ．
2) ニカルジピン塩酸塩注射液医薬品インタビューフォーム．2019 年 4 月改訂（第 17 版）．LTL ファーマ .
3) KEGG DRUG データベース.

23. 一般名 ジルチアゼム (p.62)

1) ヘルベッサー注射用添付文書．2020 年 3 月改訂（第 14 版）．田辺三菱製薬株式会社.
2) ヘルベッサー注射用医薬品インタビューフォーム．2013 年 9 月改訂（第 10 版）．田辺三菱製薬株式会社.
3) KEGG DRUG データベース.

24. 一般名 ニトログリセリン (p.64)

1) ニトログリセリン注添付文書．2014 年 9 月改訂（第 4 版）．テルモ株式会社.
2) ニトログリセリン注　医薬品インタビューフォーム．2014 年 9 月改訂（第 4 版）．テルモ株式会社.
3) KEGG DRUG データベース.

25. 一般名 ニトロプルシドナトリウム (p.66)

1） ニトプロ持続静注液添付文書．2015 年 3 月改訂（第 8 版）．丸石製薬株式会社．
2） 循環器病の診断と治療に関するガイドライン（2010 年度合同研究班報告）．急性心不全治療ガイドライン（2011 年改訂版）．日本循環器学会．2011．
3） 麻酔薬および麻酔関連薬使用ガイドライン第 3 版．日本麻酔学会．2009．

26. 一般名 アルプロスタジル (p.68)

1） プロスタンディン注射用 500 μ g 添付文書．2018 年 12 月（第 1 版）．丸石製薬株式会社．
2） プロスタンディン注射用 20 μ g 添付文書．2018 年 12 月（第 1 版）．丸石製薬株式会社．
3） 麻酔薬および麻酔関連薬使用ガイドライン第 3 版．日本麻酔学会．2009．

27. 一般名 ニフェジピン (p.70)

1） アダラートカプセル 5mg/10mg 医薬品インタビューフォーム．2020 年 7 月改訂（第 5 版）．バイエル薬品株式会社．
2） アダラート L10mg/20mg 医薬品インタビューフォーム．2020 年 6 月改訂（第 5 版）．バイエル薬品株式会社．
3） アダラート CR10mg/20mg/40mg 医薬品インタビューフォーム．2020 年 6 月改訂（第 7 版）．バイエル薬品株式会社．

28. 一般名 アムロジピン (p.72)

1） アムロジン 2.5mg/5mg/10mg 添付文書．2017 年 5 月改訂（第 24 版）．大日本住友製薬．
2） アムロジン 2.5mg/5mg/10mg 医薬品インタビューフォーム．2019 年 12 月改訂（第 24 版）．大日本住友製薬．

29. 一般名 硝酸イソソルビド (p.74)

1） ニトロール注 5mg 添付文書．2019 年 3 月改訂（第 9 版）．エーザイ株式会社．
2） ニトロール注 5mg 医薬品インタビューフォーム．2016 年 6 月改訂（改訂第 11 版）．エーザイ株式会社．
3） 麻酔薬および麻酔関連薬使用ガイドライン第 3 版．日本麻酔学会．2009．

30. 一般名 ノルアドレナリン (p.76)

1) ノルアドレナリン注 1mg 添付文書. 2019 年 3 月（第 1 版）. アルフレッサファーマ株式会社.
2) ノルアドレナリン注 1mg. 医薬品インタビューフォーム. 2019 年 3 月（第 1 版）. アルフレッサファーマ株式会社.
3) 日本内科学会編. 内科救急診療指針 2016. 日本内科学会. 2016.

31. 一般名 ドパミン (p.78)

1) イノバン注添付文書. 2019 年 7 月改訂（第 14 版）. 協和キリン株式会社.
2) イノバン注. 医薬品インタビューフォーム. 2019 年 7 月改訂（第 14 版）. 協和キリン株式会社.
3) 麻酔薬および麻酔関連薬使用ガイドライン第 3 版. 日本麻酔学会. 2009.

32. 一般名 エフェドリン (p.80)

1) エフェドリン「ナガヰ」注射液 40mg. 医薬品インタビューフォーム. 2018 年 12 月改訂（第 3 版）. 日医工株式会社.
2) 麻酔薬および麻酔関連薬使用ガイドライン第 3 版. 日本麻酔学会. 2009.
3) 齋藤繁. エフェドリンの歴史. 日本医史学雑誌. 58（3）. 2012. 321-9.

33. 一般名 フェニレフリン (p.82)

1) ネオシネジンコーワ注添付文書. 2019 年 7 月改訂（第 6 版）. 興和株式会社.
2) ネオシネジンコーワ注医薬品. インタビューフォーム. 2020 年 4 月改訂（第 8 版）. 興和株式会社.

34. 一般名 ドブタミン (p.84)

1) ドブトレックス注添付文書. 2018 年 10 月改訂（第 13 版）. 共和薬品工業株式会社.
2) ドブトレックス注医薬品インタビューフォーム. 2019 年 3 月改訂（第 10 版）. 共和薬品工業株式会社.

35. 一般名 エチレフリン (p.86)

1) エホチール注添付文書. 2019 年 7 月改訂（第 7 版）. サノフィ株式会社.
2) エホチール注 医薬品インタビューフォーム. 2019 年 7 月改訂（第 7 版）. サノフィ株式会社.
3) 麻酔薬および麻酔関連薬使用ガイドライン第 3 版. 日本麻酔学会. 2009.

37. 一般名 ベバシズマブ (p.88)

1) Gilbert, MR. et al. A randomized trial of bevacizmab for newly diagnosed glioblastoma. N Engl J Med. 370. 2014, 699-708.
2) Chinot, OL. et al. Bebacizmab plus radiotherapy-temozolomide for newly diagnosed gliomblastoma. N Engl J Med. 370, 2014, 709-22.

42. 一般名 ロラゼパム (p.100)

1) ファイザー株式会社製品情報センター．医薬品インタビューフォーム．ロラピタ静注 2mg．2019.

43. 一般名 ジアゼパム (p.102)

1) 丸石製薬株式会社学術情報部．医薬品インタビューフォーム．ホリゾン注射液 10mg．2019.

44. 一般名 ミタゾラム (p.104)

1) 丸石製薬株式会社学術情報部．医薬品インタビューフォーム．ドルミカム注射液 10mg．2019.

45. 一般名 ホスフェニトイン (p.106)

1) ノーベルファーマ株式会社．医薬品インタビューフォーム．ホストイン静注 750mg.

46. 一般名 レベチラセタム (p.108)

1) ユーシービージャパン株式会社．医薬品インタビューフォーム．イーケプラ錠 イーケプラドライシロップ.

47. 一般名 ラコサミド (p.110)

1) 第一三共株式会社製品情報センター．医薬品インタビューフォーム．ビムパット錠．2020.
2) 日本神経学会てんかん診療ガイドライン作成委員会．てんかん診療ガイドライン 2018．2018.

48. 一般名 フェノバルビタール (p.112)

1) 第一三共株式会社製品情報部. 医薬品インタビューフォーム. フェノバール錠. 2019.
2) Shaner, D. M. et al. Treatment of status epilepticus: A prospective comparison of diazepam and phenytoin versus phenobarbital and optional phenytoin. Neurology [Internet]. 38 (2), 1988, 202. Available from (http://www.neurology.org/cgi/doi/10.1212/WNL.38.2.202)
3) ノーベルファーマ株式会社. 医薬品インタビューフォーム. ノーベルバール静注用. 2020.

49. 一般名 バルプロ酸 (p.114)

1) 医薬品インタビューフォーム. デパケン錠. 2020.
2) 「てんかん診療ガイドライン」作成委員会編. てんかん診療ガイドライン 2018. 東京, 医学書院, 2018, 240p.
3) 辻省次総編. てんかんテキスト New Version. 東京, 中山書店, 2012, 384p.

50. 一般名 カルバマゼピン (p.116)

1) 医薬品インタビューフォーム. デグレトール. 2020.
2) 「てんかん診療ガイドライン」作成委員会編. てんかん診療ガイドライン 2018. 東京, 医学書院, 2018, 240p.
3) 辻省次総編. てんかんテキスト New Version. 東京, 中山書店, 2012, 384p.

51. 一般名 フェニトイン (p.118)

1) 医薬品インタビューフォーム. アレビアチン錠. 2019.
2) 「てんかん診療ガイドライン」作成委員会編. てんかん診療ガイドライン 2018. 東京, 医学書院, 2018, 240p.
3) 辻省次総編. てんかんテキスト New Version. 東京, 中山書店, 2012, 384p.

52. 一般名 ゾニサミド (p.120)

1) 医薬品インタビューフォーム. エクセグラン. 2018.
2) 「てんかん診療ガイドライン」作成委員会編. てんかん診療ガイドライン 2018. 東京, 医学書院, 2018, 240p.
3) 辻省次総編. てんかんテキスト New Version. 東京, 中山書店, 2012, 384p.

53. 一般名 クロバザム (p.122)

1) 医薬品インタビューフォーム. マイスタン. 2020.
2) 「てんかん診療ガイドライン」作成委員会編. てんかん診療ガイドライン 2018. 東京, 医学書院, 2018, 240p.
3) 辻省次総編. てんかんテキスト New Version. 東京, 中山書店, 2012, 384p.

54. 一般名 ラモトリギン (p.124)

1) 医薬品インタビューフォーム. ラミクタール. 2020.
2) 「てんかん診療ガイドライン」作成委員会編. てんかん診療ガイドライン 2018. 東京, 医学書院, 2018, 240p.
3) 辻省次総編. てんかんテキスト New Version. 東京, 中山書店, 2012, 384p.

55. 一般名 トピラマート (p.126)

1) 医薬品インタビューフォーム. トピナ錠. 2019.
2) 「てんかん診療ガイドライン」作成委員会編. てんかん診療ガイドライン 2018. 東京, 医学書院, 2018, 240p.
3) 辻省次総編. てんかんテキスト New Version. 東京, 中山書店, 2012, 384p.

56. 一般名 ペランパネル (p.128)

1) 医薬品インタビューフォーム. フィコンパ. 2020.
2) 「てんかん診療ガイドライン」作成委員会編. てんかん診療ガイドライン 2018. 東京, 医学書院, 2018, 240p.
3) 辻省次総編. てんかんテキスト New Version. 東京, 中山書店, 2012, 384p.

57. 一般名 ドネペジル (p.130)

1) 日本神経学会監修.「認知症疾患診療ガイドライン」作成委員会編集. 認知症疾患診療ガイドライン 2017. 東京, 医学書院, 2017.

60. 一般名 メマンチン (p.136)

1) Gill, SS. et al. Syncope and its consequences in patients with dementia receiving cholinesterase inhibitors: a population-based cohort study. Arch Intern Med. 169, 2009, 867-73.
2) Park Wyllie, LY. et al. Cholinesterase inhibitors and hospitalization for bradycardia: a population-based study. PLoS Med. 6, 2009, e1000157.

61. 一般名 レボドパ (p.138)

1）日本神経学会「パーキンソン病診療ガイドライン」作成委員会．パーキンソン病ガイドライン．東京，医学書院，2018.
2）浦部晶夫ほか．今日の治療薬 2020 解説と便覧．東京，南江堂，2020.
3）鈴木則宏ほか，神経内科 Clinical Questions & Pearls パーキンソン病．東京，中外医学社，2019.

62. 一般名 レボドパ / ベンセラシド (p.140)

1）日本神経学会「パーキンソン病診療ガイドライン」作成委員会．パーキンソン病ガイドライン．東京，医学書院，2018.
2）浦部晶夫ほか．今日の治療薬 2020 解説と便覧．東京，南江堂，2020.
3）鈴木則宏ほか．神経内科 Clinical Questions & Pearls パーキンソン病．東京，中外医学社，2019.

63. 一般名 レボドパ / カルビドパ (p.142)

1）日本神経学会「パーキンソン病診療ガイドライン」作成委員会．パーキンソン病ガイドライン．東京，医学書院，2018.
2）浦部晶夫ほか．今日の治療薬 2020 解説と便覧．東京，南江堂，2020.
3）鈴木則宏ほか．神経内科 Clinical Questions & Pearls パーキンソン病．東京，中外医学社，2019.

64. 一般名 レボドパ / カルビドパ / エンタカポン (p.144)

1）日本神経学会「パーキンソン病診療ガイドライン」作成委員会．パーキンソン病ガイドライン．東京，医学書院，2018.
2）浦部晶夫ほか．今日の治療薬 2020 解説と便覧．東京，南江堂，2020.
3）鈴木則宏ほか．神経内科 Clinical Questions & Pearls パーキンソン病．東京，中外医学社，2019.

65. 一般名 トリヘキシフェニジル (p.146)

1）日本神経学会「パーキンソン病診療ガイドライン」作成委員会．パーキンソン病ガイドライン．東京，医学書院，2018.
2）浦部晶夫ほか．今日の治療薬 2020 解説と便覧．東京，南江堂，2020.

66. 一般名 ロピニロール (p.148)

1）日本神経学会「パーキンソン病診療ガイドライン」作成委員会．パーキンソン病ガイドライン．東京，医学書院，2018.
2）浦部晶夫ほか．今日の治療薬 2020 解説と便覧．東京，南江堂，2020.

67. 一般名 ロチゴチン (p.150)

1） 日本神経学会「パーキンソン病診療ガイドライン」作成委員会. パーキンソン病ガイドライン. 東京, 医学書院, 2018.
2） 浦部晶夫ほか. 今日の治療薬 2020 解説と便覧. 東京, 南江堂, 2020.

68. 一般名 アポモルヒネ (p.152)

1） 日本神経学会「パーキンソン病診療ガイドライン」作成委員会. パーキンソン病ガイドライン. 東京, 医学書院, 2018.
2） 浦部晶夫ほか. 今日の治療薬 2020 解説と便覧. 東京, 南江堂, 2020.

69. 一般名 アマンタジン (p.154)

1） 日本神経学会「パーキンソン病診療ガイドライン」作成委員会. パーキンソン病ガイドライン. 東京, 医学書院, 2018.
2） 浦部晶夫ほか. 今日の治療薬 2020 解説と便覧. 東京, 南江堂, 2020.

70. 一般名 セレギリン (p.156)

1） 日本神経学会「パーキンソン病診療ガイドライン」作成委員会. パーキンソン病ガイドライン. 東京, 医学書院, 2018.
2） 浦部晶夫ほか. 今日の治療薬 2020 解説と便覧. 東京, 南江堂, 2020.

71. 一般名 ドロキシドパ (p.158)

1） 日本神経学会「パーキンソン病診療ガイドライン」作成委員会. パーキンソン病ガイドライン. 東京, 医学書院, 2018.
2） 浦部晶夫ほか. 今日の治療薬 2020 解説と便覧. 東京, 南江堂, 2020.

72. 一般名 ゾニサミド (p.160)

1） 日本神経学会「パーキンソン病診療ガイドライン」作成委員会. パーキンソン病ガイドライン. 東京, 医学書院, 2018.
2） 浦部晶夫ほか. 今日の治療薬 2020 解説と便覧. 東京, 南江堂, 2020.

73. 一般名 イストラデフィリン (p.162)

1） 日本神経学会「パーキンソン病診療ガイドライン」作成委員会. パーキンソン病ガイドライン. 東京, 医学書院, 2018.
2） 浦部晶夫ほか. 今日の治療薬 2020 解説と便覧. 東京, 南江堂, 2020.

74. 一般名 リルゾール (p.164)

1） 日本神経学会. 筋萎縮性側索硬化症診療ガイドライン 2013. 東京, 南江堂, 2013.
2） 漆谷真. BRAIN and NERVE. 72, 2020, 13-22.

75. 一般名 エダラボン (p.166)

1） 漆谷真. BRAIN and NERVE. 72, 2020, 13-22.
2） 山下徹ほか. BRAIN and NERVE. 71, 2019, 1245-51.
3） Okada, M. et al. eNeurologicalSci. 11, 2018, 11-4.

76. 一般名 モルヒネ (p.168)

1） 日本神経学会. 筋萎縮性側索硬化症診療ガイドライン 2013. 東京, 南江堂, 2013.

77. 一般名 ジアゼパム (p.170)

1） 保険薬事典 Plus⁺令和２年４月版. 東京, 社会保険研究所, 2020.
2） ICU/CCU の薬の考え方, 使い方 ver. 2, 東京, 中外医学者, 2015.
3） Up To Date®.

78. 一般名 デスクメトミジン (p.172)

1） 保険薬事典 Plus⁺令和２年４月版. 東京, 社会保険研究所, 2020.
2） ICU/CCU の薬の考え方, 使い方 ver. 2, 東京, 中外医学者, 2015.

79. 一般名 チアミラール (p.174)

1） 保険薬事典 Plus⁺令和２年４月版. 東京, 社会保険研究所, 2020.
2） 麻酔薬および麻酔関連薬使用ガイドライン第３版. 日本麻酔科学会. 2012.
3） ICU/CCU の薬の考え方, 使い方 ver. 2, 東京, 中外医学者, 2015.
4） てんかん診療ガイドライン 2018. 日本神経学会. 2018.

80. 一般名 チオペンタール (p.176)

1） 保険薬事典 Plus⁺令和２年４月版. 東京, 社会保険研究所, 2020.
2） ICU/CCU の薬の考え方, 使い方 ver. 2, 東京, 中外医学者, 2015.
3） 麻酔薬および麻酔関連薬使用ガイドライン第３版. 日本麻酔科学会. 2012.
4） てんかん診療ガイドライン 2018. 日本神経学会. 2018.

81. 一般名 プロポフォール (p.182)

1） 保険薬事典 Plus⁺令和２年４月版．東京，社会保険研究所，2020.
2） ICU/CCU の薬の考え方，使い方 ver. 2, 東京，中外医学者，2015.
3）「てんかん診療ガイドライン」作成委員会編．てんかん診療ガイドライン 2018．日本神経学会監修．東京，医学書院，2018，240p.
4） 麻酔薬および麻酔関連薬使用ガイドライン第３版．日本麻酔科学会．2012.

82. 一般名 ミダゾラム (p.186)

1） 保険薬事典 Plus⁺令和２年４月版．東京，社会保険研究所，2020.
2） ICU/CCU の薬の考え方，使い方 ver. 2, 東京，中外医学者，2015.
3）「てんかん診療ガイドライン」作成委員会編．てんかん診療ガイドライン 2018．日本神経学会監修．東京，医学書院，2018，240p.
4） 麻酔薬および麻酔関連薬使用ガイドライン第３版．日本麻酔科学会．2012.

83. 一般名 フェンタニル (p.178)

1） 保険薬事典 Plus⁺令和２年４月版．東京，社会保険研究所，2020.
2） 麻薬及び向精神薬取締法 .
3） Hurford, W.E. et al. Clinical Anesthesia Procedures of the Massachusetts General Hospital. Philadelphia, Lippincott Williams and Wilkins, 2002, 165, 567, 614, 632, 674（Ⅲ）.
4） 麻酔薬および麻酔関連薬使用ガイドライン第３版．日本麻酔科学会．2012.
5） がん疼痛の薬物療法に関するガイドライン 2010 年版．東京，金原出版，2010.

84. 一般名 ブプレノフィン (p.180)

1） 麻酔薬および麻酔関連薬使用ガイドライン第３版．日本麻酔科学会．2012.
2） 麻薬及び向精神薬取締法.
3） 保険薬事典 Plus⁺令和２年４月版．東京，社会保険研究所，2020.
4） "The Assessment and Treatment of Addiction on ScienceDirect" Best Practices and New Frontiers 2019, 137-156.

85. 一般名 ペンタゾシン (p.184)

1） 保険薬事典 Plus⁺令和２年４月版．東京，社会保険研究所，2020.
2） ICU/CCU の薬の考え方，使い方 ver. 2, 東京，中外医学者，2015.
3） 病院・診療所における向精神薬取扱いの手引き．厚生労働省医薬食品局監視指導・麻薬対策課，2012.

86. 一般名 レミフェンタニル (p.188)

1） 麻酔薬および麻酔関連薬使用ガイドライン第３版．日本麻酔科学会．2012.
2） 保険薬事典 Plus⁺令和２年４月版．東京，社会保険研究所，2020.
3） 麻薬及び向精神薬取締法.
4） 医療事故情報など事業医療安全情報 No.35. 日本医療機能評価機構，2009.

87. 一般名 ファモチジン (p.190)

1） 薬がみえる vol. 3，東京，メディックメディア，2016，37.
2） 治療薬ハンドブック 2020．東京，じほう，2020，533.
3） 日本消化器病学会編．消化性潰瘍診療ガイドライン 2015（改訂第２版）．東京，南江堂，2015.

88. 一般名 ラニチジン (p.192)

1） 薬がみえる vol.3，東京，メディックメディア，2016，37.
2） 治療薬ハンドブック 2020，東京，じほう，2020，533.
3） 日本消化器病学会編．消化性潰瘍診療ガイドライン 2015（改訂第２版）．東京，南江堂，2015.

89. 一般名 ランソプラゾール (p.194)

1） 薬がみえる vol.3．東京，メディックメディア，2016，35.
2） 治療薬ハンドブック 2020．東京，じほう，200，545.
3） 日本消化器病学会編．消化性潰瘍診療ガイドライン 2015（改訂第２版）．東京，南江堂．2015.

90. 一般名 ボノプラザン (p.196)

1） 薬がみえる vol.3．東京，メディックメディア，2016，35.
2） 治療薬ハンドブック 2020．東京，じほう，2020，546.
3） タケキャブ錠 10mg，タケキャブ錠 20mg 医薬品インタビューフォーム

2部

91. 一般名 グリメピリド (p.200)

1） 日本糖尿病学会編著．糖尿病治療ガイド 2020-2021．東京，文光堂，2020.

92. 一般名 グリクラジド (p.200)

1） 日本糖尿病学会．糖尿病治療に関連した重症低血糖の調査委員会報告．糖尿病．60（12），2017.

93. 一般名 ミチグリニド (p.201)

1） Malaisse, WJ. et al. Mitiglinide: a rapid- and short-acting non-sulfonylurea insulinotropie agent for the treatment of type 2 diabetic patients. Expert Opin Pharmacother. 9, 2008, 2691-8.
2） 日本糖尿病学会編著．糖尿病治療ガイド 2020-2021．東京，文光堂，2020.

94. 一般名 レパグリニド (p.201)

1） 日本糖尿病学会編著．糖尿病治療ガイド 2020-2021．東京，文光堂，2020.

95. 一般名 ミグリトール (p.202)

1） 日本糖尿病学会編著，糖尿病専門医研修ガイドブック 改訂第 7 版，診断と治療社，2017.

96. 一般名 ボグリボース (p.202)

1） 日本糖尿病学会 編著，糖尿病専門医研修ガイドブック 改訂第 7 版，診断と治療社，2017.
2） Kawamori, R. et al. Voglibose for prevention of type 2 diabetes mellitus: a randomized, double-blind trial in Japanese individuals wit inpaired glucose tolerance. Lancet. 373, 2009, 1607-14.

97. 一般名 メトホルミン (p.203)

1） 日本糖尿病学会編著．糖尿病治療ガイド 2020-2021．東京，文光堂，2020.

98. 一般名 ピオグリタゾン (p.203)

1) 日本糖尿病学会編著．糖尿病治療ガイド 2020-2021．東京，文光堂，2020.
2) 日本糖尿病学会編著．糖尿病診療ガイドライン 2019．東京，南江堂，2019.

99. 一般名 シタグリプチン (p.204)

1) 門脇孝ほか．糖尿病学．新潟，西村書店，2015.

102. 一般名 トレラグリプチン (p.205)

1) Inagaki, N. et al. Once-weekly trelagliptin versus daily alogliptin in Japanese patients with type 2 diabetes: a randomised, double-blind, phase 3, non-inferiority study. Lancet Diabetes Endocrinol. 3(3), 2015, 191-7.

103. 一般名 イプラグリフロジン (p.206)

1) 日本糖尿病学会編著．糖尿病治療ガイド 2020-2021，文光堂，2020.
2) Yokote, K. et al. Real-world evidence for the safety of ipragliflozin in elderly Japanese patients with type 2 diabetes mellitus (STELLA-ELDER): final results of a post-marketing surveillance study. Expert Opin Pharmacother. 17(15), 2016, 1995-2003.

104. 一般名 エンパグリフロジン (p.206)

1) 日本糖尿病学会編著．糖尿病治療ガイド 2020-2021．東京，文光堂，2020.
2) Zinman, B. et al. Empagliflozin, Cardiovascular Outcomes, and Mortality in Type 2 Diabetes. N Engl J Med. 373(22), 2015, 2117-28.
3) Wanner, C. et al. Empagliflozin and Progression of Kidney Disease in Type 2 Diabetes. N Engl J Med. 375(4), 2016, 323-34.

105. 一般名 トホグリフロジン (p.207)

1) 日本糖尿病学会編著．糖尿病治療ガイド 2020-2021．東京，文光堂，2020.
2) 日本糖尿病学会編著，糖尿病専門医研修ガイドブック 改訂第 7 版．東京，診断と治療社，2017.

106. 一般名 ダパグリフロジン (p.207)

1） 日本糖尿病学会編著．糖尿病治療ガイド 2020-2021．東京，文光堂，2020.
2） Wiviott, SD. et al. Dapagliflozin and Cardiovascular Outcomes in Type 2 Diabetes, N Engl J Med. 380(4), 2019, 347-357.
3） Wanner, C. et al. Effects of dapagliflozin on development and progression of kidney disease in patients with type 2 diabetes: an analysis from the DECLARE?TIMI 58 randomised trial, Lancet Diabetes Endocrinol. 7(8), 2019, 606-17.

107. 一般名 インスリンアスパルト / インスリンリスプロ / インスリングルリジン (p.208)

1） 日本糖尿病学会編著．糖尿病治療ガイド 2020-2021．東京，文光堂，2020.

108. 一般名 ヒトインスリン (p.208)

1） 日本糖尿病学会編著．糖尿病治療ガイド 2020-2021．東京，文光堂，2020.
2） 日本糖尿病学会編著．糖尿病専門医研修ガイドブック 改訂第 7 版．東京，診断と治療社，2017.

109. 一般名 インスリングラルギン (p.209)

1） 日本糖尿病学会編著．糖尿病治療ガイド 2020-2021．東京，文光堂，2020.
2） Reinhard, HA. et al. New Insulin Glargine 300 Units · mL?1 Provides a More Even Activity Profile and Prolonged Glycemic Control at Steady State Compared With Insulin Glargine 100 Units · mL?1, Diabetes Care. 38(4), 2015, 637-43.

110. 一般名 インスリンデグルデク (p.209)

1）日本糖尿病学会編著．糖尿病治療ガイド 2020-2021．東京，文光堂，2020.

111. 一般名 リラグルチド (p.210)

1） 日本糖尿病学会編著．糖尿病治療ガイド 2020-2021．東京，文光堂，2020.

112. 一般名 デュラグルチド (p.210)

1） 日本糖尿病学会編著．糖尿病治療ガイド 2020-2021．東京，文光堂，2020.

144. 一般名ヨード造影剤 (p.228)

1) 造影剤血管内投与のリスクマネジメント．日本医学放射線学会・日本放射線専門医会／医会 合同造影剤安全性委員会．2006．http://www.radiology.jp/content/files/233.pdf
2) ヨード造影剤（尿路・血管用）とビグアナイド系糖尿病薬との併用注意について（第2報）．日本医学放射線学会・日本放射線専門医会／医会 合同造影剤安全性委員会．2012．http://www.radiology.jp/content/files/994.pdf，http://www.radiology.jp/content/files/20181219_poster01.pdf.
3) ESUR Guidelines on Contrast Agents 10.0. European Society of Urogenital Radiology. 2018. http://www.esur.org/fileadmin/content/2019/ESUR_Guidelines_10.0_Final_Version.pdf.
4) 日本腎臓学会・日本医学放射線学会・日本循環器学会共編．腎障害患者におけるヨード造影剤使用に関するガイドライン．2018.

145. 一般名ガドリニウム造影剤 (p.229)

1) バイエル薬品株式会社．ガドビスト添付文書．https://pharma-navi.bayer.jp/scripts/components/omrSync/pdf.php/150630_GAD_D5_tenbun.pdf?id=114f80d85aef38e14c9cfe5bd134cc968.
2) ゲルベ・ジャパン株式会社．マグネスコープ添付文書．https://www.info.pmda.go.jp/go/pack/7290411G1030_1_10/.
3) Kuo, PH. et al. Gadolinium-based MR contrast agents and nephrogenic systemic. Fibrosis. Radiology. 242(3), 2007, 647-9.

146. 一般名脳血流シンチ負荷剤 (p.230)

1) 橋川一雄．"脳循環代謝の病態生理"．核医学．西村恒彦編，東京，南山堂，2001，113.
2) 三和化学研究所．炭酸脱水酵素抑制剤ダイアモックスR注射用500mg添付文書．2011.（第7版）．https://www.info.pmda.go.jp/go/pack/2134400D1039_1_08/.
3) 日本脳卒中学会，日本脳神経外科学会，日本神経学会，日本核医学会．アセタゾラミド（ダイアモックス注射用）適正使用指針．2015．http://www.jsts.gr.jp/img/acetazolamide.pdf.

147. 一般名インドシアニングリーン (p.231)

1) 青木眞．レジデントのための感染症診療マニュアル第2版．東京，医学書院，2008.
2) 岡秀昭．感染症プラチナマニュアル2017．東京，メディカルサイエンスインターナショナル，2017.

薬剤名INDEX

※**太字**は一般名を示す。2021年1月現在の資料に基づく。

欧文

ア行

カ行

サ行

タ行

ナ行

ハ行

マ行

ヤ行

ラ行

ワ行

くすこれ

脳神経外科ナースのための薬これだけ

秒でひけてケアにつながる

2021年4月15日発行　第1版第1刷

編　集　津本 智幸

発行者　長谷川 素美

発行所　株式会社メディカ出版
〒532-8588
大阪市淀川区宮原3－4－30
ニッセイ新大阪ビル16F
https://www.medica.co.jp/

編集担当　詫間大悟・深見佳代
編集協力　明珍久美子・近藤茉蘭
組　　版　株式会社明昌堂
装　　幀　安楽麻衣子
印刷・製本　株式会社シナノ パブリッシング プレス

ISBN978-4-8404-7548-8　　Printed and bound in Japan

当社出版物に関する各種お問い合わせ先（受付時間：平日9：00～17：00）
●編集内容については、編集局 06-6398-5048
●ご注文・不良品（乱丁・落丁）については、お客様センター 0120-276-591
●付属の CD-ROM、DVD、ダウンロードの動作不具合などについては、
デジタル助っ人サービス 0120-276-592